TRAITÉ
DU STRABISME

ET DE

SA CURE RADICALE

PAR LA SECTION MUSCULAIRE.

NANTES, IMPRIMERIE DE CAMILLE MELLINET.

TRAITÉ
DU STRABISME

ET DE

SA CURE RADICALE

PAR LA SECTION MUSCULAIRE,

contenant

DES EXPÉRIENCES NOUVELLES SUR LA DIVISION DES MUSCLES ORBITAIRES CHEZ LES ANIMAUX VIVANTS,

DE NOUVELLES APPLICATIONS DE LA MYOTOMIE OCULAIRE A LA GUÉRISON DU NYSTAGME, DE LA MYOPIE, DE L'AMAUROSE PAR RÉTRACTION MUSCULAIRE, DE L'OPHTHALMOKOPIE, DE L'OBSCURCISSEMENT DE LA CORNÉE NÉCESSITANT L'OPÉRATION DE LA PUPILLE ARTIFICIELLE ;

PAR A.-O. PEYRÉ.

DOCTEUR EN MÉDECINE DE LA FACULTÉ DE PARIS.

— Si quid novi invenis, certis
Circumscribas finibus.

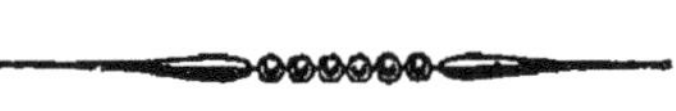

PARIS,

GERMER BAILLIÈRE, LIBRAIRE-ÉDITEUR,
RUE DE L'ÉCOLE-DE-MÉDECINE, N.º 17.

LONDRES,	LYON,
BAILLIÈRE, 219, Regent street.	SAVY, 48, quai des Célestins.
LEIPSIG,	FLORENCE,
CKHAUS et AVENARIUS, Michelsen.	RICORDI et C.ie, libraires

MONTPELLIER,
Chez CASTEL, SEVALLE.

—

1842.

A M. Poullet-Duparc,

Docteur en médecine de la Faculté de Paris, ancien chirurgien en chef des hôpitaux militaires, chevalier de la Légion-d'Honneur, ex-membre de l'Ancienne Académie de Médecine de Paris, du cercle médical de la même ville, et de plusieurs Sociétés savantes.

Témoignage public de reconnaissance.

A.-O. PEYRÉ.

PRÉFACE.

———

En publiant ce travail sur le strabisme et sa cure radicale par la section musculaire, notre but n'a pas été
seulement d'apporter le contingent de nos recherches
sur cette question de la pathologie oculaire ; mais aussi
de les étudier comparativement à ce qui a déjà cours
dans la science, sur le même sujet, pour en tirer les
inductions les plus rigoureuses possibles sur les différentes questions qui se rattachent à l'histoire de cette
difformité. Notre travail est donc un résumé complet de
l'état actuel de la science sur le strabisme et la strabotomie ; et, pour l'exposer d'une manière convenable,
nous avons dû consulter et mettre à profit les travaux
déjà publiés sur la matière ; mais surtout ceux des chirurgiens modernes qui se sont occupés de la strabotomie
d'une manière toute spéciale, et parmi lesquels nous devons mentionner principalement ceux de MM. Dieffen-

bach, Baudens, J. Guérin, Phillips, Florent Cunier, Verhaeghe, Gairal, Bonnet (de Lyon), etc.

A l'exemple de MM. Daffin, en Angleterre; F. Cunier, en Belgique, et de M. Lucien Boyer, en France, nous avons fait quelques expériences nouvelles sur la myotomie oculaire pratiquée sur des animaux vivants, et nous sommes heureux d'annoncer que nos expériences nous ont donné des résultats analogues à ceux obtenus par les chirurgiens qui nous avaient précédé dans cette voie.

Enfin, dans une seconde partie, nous faisons connaître les nouvelles applications de la section musculaire à la cure de quelques affections de l'œil autres que le strabisme, telles que la myopie, le nystagme, l'ophthalmokopie, l'amaurose par contraction musculaire, l'obscurcissement de la cornée nécessitant l'opération de la pupille artificielle.

TRAITÉ
DU STRABISME

ET DE

SA CURE RADICALE

PAR LA SECTION MUSCULAIRE.

———

PREMIÈRE PARTIE.

———

CHAPITRE PREMIER.

Avant de commencer l'étude du strabisme, il nous a semblé utile de rappeler succinctement l'anatomie des muscles de l'œil et de leurs annexes, dont la connais-

sance exacte devient indispensable, quand on veut bien
comprendre la plupart des questions importantes qui se
rattachent à l'histoire de cette difformité.

§ Ier. — ANATOMIE DE L'ŒIL.

Le globe de l'œil, situé dans la cavité de l'orbite,
environné de toute part d'une couche très-épaisse de
tissu cellulaire graisseux destiné à le protéger et à faciliter ses mouvements, le globe oculaire, dis-je, est en
rapport avec des muscles, des aponévroses, et, de plus,
recouvert, dans sa moitié antérieure, par la muqueuse
conjonctivale, qui, après avoir tapissé cette région, se
réfléchit à angle aigu pour se porter sur la face interne
des paupières, et se terminer sur le bord libre de celles-
ci. Comme toutes les membranes muqueuses, la conjonctive n'offre pas de villosités sur sa surface libre, et à
peine y distingue-t-on quelques vaisseaux blancs capillaires qui laissent affluer le sang dans l'état morbide,
ou quand on l'irrite ; elle est mince, presque diaphane,
et se trouve doublée d'une couche de tissu cellulaire
lâche qui l'unit aux muscles, aux aponévroses, et au
globe de l'œil lui-même. Ce tissu cellulaire sous-conjonctival, assez abondant chez les enfants, l'est moins
chez les adultes, et très-rare chez les vieillards. Dans
ce dernier cas, la conjonctive devient tout-à-fait transparente, au point que, tout récemment, chez un vieil-
lard affecté d'amaurose, en faisant l'examen de l'œil,
nous avons parfaitement vu et distingué, à travers la
conjonctive, les fibres transversales nacrées du tendon
des muscles droits interne et externe, en faisant porter
l'œil alternativement en dedans et en dehors.

Muscles de l'œil.

Les muscles destinés aux mouvements du globe oculaire sont au nombre de six, savoir:

a. Quatre muscles droits distingués en : 1.º supérieur (ou élévateur), 2.º inférieur (ou abaisseur), 3.º interne (ou adducteur), 4.º externe (ou abducteur);

b. Deux muscles obliques, appelés l'un : 1.º grand oblique (ou oblique supérieur, ou grand rotateur); l'autre, 2.ª petit oblique (oblique inférieur, ou petit rotateur).

A. Les quatre muscles droits naissent en arrière, au fond de la cavité orbitaire, sur l'aponévrose de Zinn, par un tendon commun qui s'insère près de la fosse pituitaire, à l'extrémité interne de la fente sphénoïdale. Le droit supérieur s'implante un peu séparément entre le trou optique et le muscle élévateur de la paupière supérieure ; en outre, le muscle droit externe est le seul dont le tendon offre une bifurcation pour laisser passer la troisième paire, la sixième paire, et le rameau nasal de la branche ophthalmique de la cinquième paire. Après cette insertion commune, les quatre muscles droits marchent, l'interne directement en avant, et les trois autres un peu obliquement de dedans en dehors pour s'accommoder à la convexité du globe; l'externe est le plus oblique de tous. De tendineux et arrondis qu'ils étaient, ces muscles deviennent insensiblement charnus et aplatis, et vont, en formant un cône infundibuliforme, à sommet postérieur, s'attacher à la sclérotique, en s'y terminant par des tendons aponévrotiques, aplatis, rubaniformes, à fibres nacrées, à 9 ou 12 millimètres de la cornée, et en confondant leurs fibres avec celles de la sclérotique. Le muscle droit externe est un peu plus long que l'interne ; mais sa portion musculaire est moins longue, moins épaisse et moins forte, parce que sa portion tendineuse est plus longue, puisque le tiers antérieur de ce muscle est un tendon aplati, large, mince, rubané, dont les fibres nacrées suivent la même direction que celles de la sclérotique, dont elles ont aussi le même aspect et dont il est quelquefois difficile de les distinguer. Remarquons enfin que le muscle droit supérieur est plus court que l'inférieur et plus disposé à se contracter ; de même que le droit interne, plus court que l'externe, est aussi plus souvent affecté de contraction morbide, comme nous le verrons.

B. Des deux muscles obliques : 1.º le supérieur, grêle, arrondi, fusiforme, le plus long des six muscles de l'œil, s'attache, comme les précédents, sur l'aponévrose de Zinn, à la partie interne et supérieure du trou optique ; de là se porte en avant, le long de la paroi supérieure de la cavité orbitaire, et, arrivé au niveau de l'apophyse orbitaire interne, passe, sous forme d'un tendon arrondi, dans une poulie ostéo-cartilagineuse de l'os frontal, revient ensuite sur lui-même en formant un angle aigu de réflexion, se porte en bas et en dehors, passe entre le muscle droit' supérieur et le bulbe de l'œil, et va s'insérer à la sclérotique par une lame aponévrotique qui se perd dans son épaisseur et qui s'entre-croise même quelquefois avec l'attache tendineuse du muscle droit supérieur, en se terminant au même niveau. 2.º Le muscle oblique inférieur, plus court que le précédent, situé entre le plancher inférieur de l'orbite et le globe oculaire, s'insère au bas et en dehors de la gouttière lacrymale, au point d'union de l'os maxillaire supérieur à l'angle antérieur de l'os malaire; puis se porte de là un peu en haut, en arrière et en dedans, en se contournant sur la face inférieure du bulbe de l'œil, et dégénère bientôt en une aponévrose aplatie qui se confond avec la sclérotique, non loin de l'entrée du nerf optique.

Tous ces muscles sont immédiatement appliqués sur le globe de l'œil déjà recouvert d'une tunique fibreuse; et, de plus, ils sont eux-mêmes recouverts par la conjonctive. Enfin, sauf le grand oblique, les faisceaux musculaires de tous ces muscles sont peu serrés et faciles à séparer les uns des autres.

Anomalies. — Les muscles que nous venons de décrire, mais surtout les muscles droits, peuvent présenter quelques anomalies qu'il est bon de noter. Par exemple, le muscle droit interne ou externe peut avoir une largeur de 18 ou 21 millimètres, au lieu de 9 ou 12, d'où il résulte que le muscle, en se contractant, fait dévier l'œil beaucoup plus qu'à l'ordinaire, ce qui pourrait faire croire à une contraction simultanée de plusieurs muscles. D'autres fois, le muscle droit interne peut se trouver bifurqué, et avoir ainsi deux insertions antérieures, l'une placée à 9 ou 12 millim. de la cornée, et une autre postérieure à celle-ci et située à 6 ou 9 millim. plus en arrière que l'insertion normale, c'est-à-dire à 18 ou 21 millim. du rebord cornéen. J'ai rencontré deux fois cette anomalie

musculaire ; M. Baudens dit l'avoir observée environ
quatre fois sur cent, et nous sommes persuadé qu'il n'est
pas un chirurgien qui ne l'ait également rencontrée au
moins une fois sur un certain nombre d'individus opérés
du strabisme.

Nerfs. — Trois paires de nerfs président aux mouvements de l'œil, savoir :

La troisième paire (nerf moteur oculaire commun)
fournit au muscle droit supérieur, par sa branche supérieure et la plus petite, tandis qu'elle donne aux muscles droit inférieur, droit interne et petit oblique, par
sa branche inférieure, qui est aussi la plus volumineuse.

La quatrième paire (nerf pathétique) fournit au muscle
grand oblique.

Enfin, la sixième paire (nerf moteur oculaire externe)
qui fournit au seul muscle droit externe.

Artères et veines. — Les muscles de l'œil reçoivent
leurs artères des deux artères musculaires, et la conjonctive, du plan profond de ces mêmes artères, qui sont
des branches de l'artère ophthalmique. L'artère musculaire supérieure se distribue aux muscles droit supérieur,
grand oblique et élévateur de la paupière supérieure ;
quelquefois, les branches sus-orbitaire, lacrymale et
ciliare y suppléent. L'artère musculaire inférieure donne
des rameaux aux muscles droit interne, droit inférieur,
petit oblique et droit externe.

Les veines de même nom s'y distribuent.

Aponévroses de l'œil.

La connexion intime des aponévroses de l'œil avec le

bulbe et les muscles qui s'y attachent, en rend la connaissance tout au moins aussi indispensable que celle de
ces muscles eux-mêmes. La sclérotique est enveloppée de
toute part d'une membrane cellulo-fibreuse, décrite par
Ténon, et qui lui adhère plus ou moins. Formant une
couche intermédiaire entre la sclérotique et la conjonctive, la membrane de Ténon confond ses fibres avec
celles des gaînes fibreuses des muscles, à la formation
desquelles elle concourt nécessairement, en établissant
ainsi une communication directe entre ces muscles, de
manière à envelopper en quelque sorte le globe de l'œil
dans une espèce de coque ou capsule musculo-fibreuse.

Outre cette membrane aponévrotique, M. le docteur
Bonnet (de Lyon) vient, tout récemment, d'en décrire
une non moins importante (1) : « Cette membrane fibreuse, dit-il, complétement distincte de la membrane
cellulo-fibreuse de Ténon, a la forme d'une capsule en-
gaînante, concave et ouverte en dedans, s'insérant sur
l'extrémité antérieure du nerf optique, entourant les deux
tiers postérieurs de l'œil, sans être en contact avec eux,
et se termine aux paupières qui en forment le prolon-
gement. » Traversée obliquement par les six muscles
de l'œil, cette membrane contracte avec eux des adhérences très-intimes et si fortes, dit M. Bonnet, qu'en
découvrant les muscles à leur partie postérieure, et en
exerçant des tractions sur eux, on les déchire plutôt que

(1) Recherches nouvelles sur l'anatomie des muscles et aponévroses de l'œil, pour servir à la guérison du strabisme ; dans :
Gazette Médicale de Paris, n.º 7, t. 9.ᵉ, février 1841.

de les séparer de la capsule. On comprend, dès-lors,
que les mouvements que l'on imprime aux muscles et
que ceux-ci exécutent, sont transmis à la capsule, et
que les mouvements de celle-ci sont par conséquent su-
bordonnés à ceux qui ont lieu de la part des muscles:
phénomène physiologique qui devra plus tard fixer notre
attention.

§ II. — PHYSIOLOGIE.

Les mouvements de l'œil sont très-étendus et très-
variés. Comme les muscles destinés à les exécuter, on
les distingue en mouvements de latéralité en dedans
et en dehors, produits par les muscles droits externe et
interne, d'élévation, fourni par le muscle droit supérieur,
et d'abaissement, opéré par le droit inférieur. Durant ces
mouvements principaux, la vision est assez bornée en haut
et en bas, et même en dedans; en dehors, au contraire,
elle semble plus libre, plus dégagée, et embrasse, en
effet, dans ce sens, un plus grand nombre d'objets.
Outre les mouvements types de latéralité, d'élévation et
d'abaissement que nous venons d'indiquer, il est un quatrième ordre de mouvements mixtes, dits de rotation,
ayant pour agents les muscles obliques, mais sur la
nature desquels les opinions n'ont pas toujours été d'accord, parce que, jusqu'à ces derniers temps, on n'a-
vait interprété, pour les expliquer, que la physiologie normale. Mais, depuis que la section musculaire a été appliquée avec tant de bonheur et de succès à la cure du
strabisme, il a été donné d'étudier avec plus de soin la
physiologie pathologique des muscles, et les nouvelles re-

cherches faites dans ce sens ont donné une extension marquée à la physiologie normale des mouvements de l'œil.
M. le docteur Baudens, qui a été un des premiers à faire la
section de plusieurs muscles pour guérir des strabismes
en apparence fort simples, et qui l'a faite avec succès,
a été aussi un des premiers à contribuer à ce progrès;
et on lui doit des remarques nouvelles et importantes
sur la physiologie des obliques : la physiologie pathologique du muscle petit oblique surtout a été approfondie
par les nombreuses observations qu'a faites ce chirurgien
sur la section de ce muscle dans certains cas de strabismes divergents. Pour donner une idée exacte de ces
résultats, nous ne croyons mieux faire que de citer
textuellement les propres expressions de M. Baudens :
« Avec les idées reçues, dit-il, que le petit oblique porte
l'œil en dedans, il était difficile de comprendre que sa
division pût permettre à ce dernier de se dévier en dedans. La physiologie pathologique va résoudre ce pro-
blème.

» Quand le strabisme externe est très-prononcé et
incurable par la section du muscle droit externe seul,
c'est que le globe oculaire a subi, dans le sens de son
diamètre vertical, une inclinaison oblique en dehors,
dont l'effet est de dévier les muscles droits, supérieur
et inférieur, et de les rendre congénères d'action du
muscle droit externe ; mais le muscle petit oblique , en
tirant le globe d'arrière en avant et en dedans d'une
part, et en lui imprimant un mouvement de bascule
sur son axe, de manière à porter ce globe en dehors,
en haut et un peu en arrière, le muscle petit oblique ,

disons-nous , concourt puissamment à la déformation oculaire, qui a pour effet de dévier en dehors les muscles droits supérieur et inférieur ; on coupe donc le petit oblique avant les deux muscles , et quelquefois sa division , en remédiant à la déformation du globe , rend à ceux-ci leur action normale , et la déviation cesse. On pourrait objecter que la section des muscles droits externe, supérieur et inférieur, devrait toujours remédier infailliblement à la déviation externe, et que dès lors la division du petit oblique deviendrait nulle. Eh bien! non. Dans des cas où nous avions coupé d'abord les trois muscles , nous avons vu quelquefois persister une déviation en dehors et en haut, que nous ne sommes parvenu à vaincre qu'après avoir coupé le petit oblique (1). »

Ajoutons que, dans un cas de strabisme interne et oblique en haut, après la section des muscles droits interne , supérieur, inférieur, et grand oblique, il survint un peu d'exophtbalmie et une déviation en dehors et en haut que M. Baudens ne fit cesser qu'en divisant le petit oblique (2).

De son côté, M. le docteur Dufresse-Chassaigne rapporte un cas semblable où il y eut, après la section de quatre muscles , déviation en dehors et en haut; et , comme M. Baudens, ce médecin n'obtint le redresse-

____

(1) Leçons sur le Strabisme et le Bégaiement, p. 87 et 88. — In-8.º, 1841, Paris.
(2) Ouvrage cité , p. 93.

ment complet de l'œil qu'en coupant le muscle petit oblique (1).

Chez les sujets de ces deux derniers exemples, le muscle oblique inférieur avait donc pour action manifeste de porter l'œil en dehors et en haut.

Après avoir exposé ces données indispensables, si nous voulons étudier l'action des deux muscles obliques, nous devrons reconnaître qu'ils ont une action différente, selon qu'ils agissent simultanément ou isolément, savoir :

1.º Que tous deux ont une action *simultanée*, adductrice, qui consiste à porter l'œil en dedans et en avant.

2.º Que chacun d'eux a une action *isolée*, qu'il peut exercer indépendamment l'un de l'autre ; action qui consiste, pour le grand oblique, à diriger le globe oculaire en haut et en dedans, par un mouvement de rotation de dehors en dedans, selon une ligne oblique située entre les muscles droit interne et droit supérieur. Quant au muscle petit oblique, outre son action *isolée*, qu'il exerce aussi en faisant subir à l'œil un mouvement de rotation de dedans en dehors, il faut bien lui reconnaître encore une action *spéciale*, qui consiste à lui faire diriger l'œil en dehors et en haut, en cachant une partie de la cornée transparente sous la paupière supérieure. Remarquons toutefois avec Bichat que, durant ce mouvement de rotation en dedans ou en dehors des obliques, le globe oculaire ne se déplace pas, mais se meut seulement et roule en quelque sorte autour de son axe.

(1) Traité du Strabisme et du Bégaiement, p. 88.— In-8 .º 1841, Paris.

3.º Que tous deux enfin ont une action *combinée* avec celle des muscles droits pour opérer en commun des mouvements de circumduction dans tous les sens, autour de l'axe central de l'œil.

En dernier lieu, si nous considérons l'ensemble du système moteur de l'œil, en calculant, d'une part, l'action *simultanée* des quatre muscles droits, et de l'autre, celle des deux obliques, nous trouverons que ces deux actions représentent deux forces opposées qui se font nécessairement antagonismes l'une à l'autre; savoir : les deux muscles obliques en portant le globe oculaire en avant contre les paupières, et les quatre muscles droits en lui faisant subir, au contraire, un mouvement de retrait direct en arrière; rétraction favorisée de plus chez certains mammifères, et chez le cheval en particulier, par le muscle droit postérieur ou *choanoïde* des anatomistes vétérinaires, lequel embrasse, comme on sait, le segment postérieur de la sclérotique et la racine du nerf optique. Ainsi, de l'équilibre de ces deux forces musculaires, qui se contrebalancent mutuellement, résulte pour l'œil son attitude normale et centrale au milieu de la cavité orbitaire.

CHAPITRE II.

§ Ier. — ETYMOLOGIE, SYNONYMIE DU STRABISME.

Le strabisme, ou vue louche, en latin *strabismus*, *strabositas*, *distorsio oculorum*, en grec στραϐισμος, vient du verbe grec στραϐιζω, être louche, et de στρεφω, tourner, retourner, tordre, luxer.

Définition. — Le strabisme est le défaut de parallélisme des axes visuels, d'où résulte une désharmonie
choquante dans la situation relative des yeux, quelle
que soit d'ailleurs la cause qui a pu produire la difformité.

Variétés du strabisme.

Chacun des muscles de l'œil pouvant se contracter
pour faire dévier l'organe, on conçoit que, selon le
muscle affecté, le strabisme pourra être distingué en :

1.º Strabisme convergent, ou interne ;

2.º Strabisme divergent, ou externe ;

3.º Strabisme supérieur, ou ascendant (*strabismus sur-
sùm vergens, sursùm-versio oculorum*) ;

4.º Strabisme inférieur, ou descendant (*strabismus
deorsùm vergens*) ;

Mais, outre ces quatre types principaux, il faut encore
admettre des degrés intermédiaires que l'on appelle strabismes *mixtes*, parce qu'ils participent de deux espèces
principales, en affectant la ligne résultante intermédiaire ;
ce sont :

1.º Le strabisme oblique interne supérieur,

2.º Strabisme oblique interne inférieur,

3.º Strabisme oblique externe supérieur,

4.º Strabisme oblique externe inférieur.

Quand la difformité n'affecte qu'un seul œil, on la dé-
signe sous le nom de strabisme *simple* ou *monoculaire*,
et quand les deux yeux en sont le siége, on la nomme
strabisme *double* ou *bioculaire*.

Si, en faisant fermer l'œil sain, l'œil affecté a conservé toute sa mobilité, le strabisme est dit *mobile ;* quand il y a impossibilité pour le malade de porter son œil dans le sens opposé à la déviation, on l'appelle strabisme *fixe*, ou avec ankylose; si la difformité ne se reproduit que par moments, bien que sous l'influence d'une cause permanente, on dit que le strabisme est *momentané* ou *intermittent*, et *continu* ou *permanent*, quand la déviation est continuelle et existe toujours.

Enfin, le strabisme est dit *complet*, lorsque la contraction musculaire est assez prononcée pour que la cornée soit en grande partie cachée dans l'angle interne ou externe des paupières, et *incomplet, insuffisant* ou *rudimentaire*, lorsque la déviation de l'œil est peu prononcée, et que la cornée reste tout entière visible; de ce genre est cette variété de strabisme à laquelle Buffon a donné le nom de *Faux trait de la vue.*

Le strabisme simple offre quelquefois une variété assez rare dans laquelle l'œil convergent change brusquement de direction et devient divergent, *et vice versâ.* MM Gairal (1), Florent Cunier (2), Phillips (3), en citent chacun un exemple.

Variétés du strabisme double.

Buffon, à qui l'on doit un excellent mémoire sur le

---

(1) Du Strabisme, ou vue louche, p. 6, in-8.º, 1840.

(2) Mémoire sur la Myotomie appliquée au traitement du Strabisme, p. 125, in-8.º, 1841.

(3) Du Strabisme. — In-8.º, 1841, Paris.

trabisme (1), pense qu'on ne peut pas être louche des deux yeux à la fois. Voilà donc une opinion bien exclusive, et qui doit sans doute étonner, de la part d'un observateur aussi attentif que le célèbre naturaliste. En effet, quoi de plus facile à constater qu'un strabisme double, lors même que la déviation est inégale aux deux yeux ; et d'ailleurs, ne serait-ce pas contraire aux lois de l'économie, puisque toutes les autres difformités peuvent affecter en même temps les deux côtés du corps ? Aussi, sans adopter l'opinion de Buffon, qui nie la possibilité du strabisme double, ni celle tout opposée de Joseph Franck, qui pense que le strabisme affecte *le plus ordinairement* les deux yeux (2), nous avons observé, avec les auteurs modernes, que le strabisme double est beaucoup plus commun qu'on ne l'avait pensé jusqu'à ces derniers temps. Il y a pourtant ceci de remarquable, que rarement la déviation des deux yeux est aussi prononcée d'un côté que de l'autre ; presque toujours, un œil louche moins que l'autre, lors même que la contraction musculaire s'est faite en même temps aux deux yeux. Dans un grand nombre de cas encore, le strabisme a d'abord affecté un œil, et ce n'est que plus tard et insensiblement que l'autre œil a fini par être entraîné dans le même sens, en donnant lieu à une double dé-

(1) Mémoire sur le Strabisme, inséré dans les mémoires de l'Académie des Sciences, année 1743, et dans : OEuvres complètes de Buffon, tome IV.ᶜ, p. 151, édition Duménil, 1836.

(2) Traité de Pathologie interne, tome III.ᶜ, p. 546, traduction française, édition de l'Encyclopédie des Sciences médicales, 1840.

viation. Dans ce cas, le strabisme du premier œil dévié est dit *pathologique*, tandis que celui de l'œil affecté consécutivement n'est que *sympathique*; à moins que, pour ce dernier, la contraction musculaire soit assez ancienne pour qu'il n'y ait plus seulement sympathie, mais maladie.

Le strabisme double, le plus fréquent, est le convergent double; puis vient le divergent double. Il en est quelques autres variétés plus rares : tel est, par exemple, le strabisme appelé *alternatif*, dans lequel les deux yeux sont susceptibles de loucher, et ne se dévient pourtant jamais tous les deux à la fois, mais alternativement, l'un après l'autre.

Le strabisme *horrible* est celui qui résulte du strabisme supérieur d'un œil et du strabisme inférieur de l'autre, ce qui donne un aspect particulier à la face.

M. le docteur F. Cunier parle d'une variété dans laquelle les deux yeux sont strabiques, l'un convergent, l'autre divergent : la similitude d'action des yeux dans le même sens, soit en dedans, soit en dehors, rend compte de l'extrême rareté de cette espèce.

M. Baudens décrit aussi une autre variété non moins rare qu'il nomme *strabisme fixe, double et divergent*, et qu'il n'a rencontrée qu'une seule fois, sur plus de 800 louches. Elle consiste dans une si forte déviation des yeux en dehors, que l'on distingue à peine un tiers de la pupille, qui est cachée sous la commissure externe des paupières, et qu'il est impossible de ramener le globe d'une ligne vers le centre de l'ouverture palpébrale : la fixité des yeux donne quelque chose d'effrayant à cette variété de strabisme (1).

Enfin, le docteur Verhaeghe (2) mentionne une espèce de strabisme momentané ou intermittent (*strabismus incongruus*) à peine indiquée par de Lahire, et mieux décrite par Troxler et Müller : ici, les muscles sont sains, les yeux dans leur position normale ; mais seulement le malade, pour fixer un objet, est obligé de mettre ses yeux dans une position louche telle, que les points identiques des yeux, différents quant à leur situation, reçoivent des impressions semblables, et la vue n'est bien nette qu'en louchant ; toutefois, la déviation est toujours assez peu considérable.

§ II. — DIAGNOSTIC.

1.º Examen des louches. — Comment distinguer si le strabisme est simple ou double ?

Comme l'a dit justement Buffon, le strabisme est non-seulement un défaut, mais une difformité qui détruit la physionomie, et rend désagréables les plus beaux visages. Aussi, qui ne connaît cette timidité profonde et involontaire qui caractérise les personnes affectées de strabisme, dont le propre est de tenir continuellement les yeux baissés, ou de n'avoir jamais le regard fixe, mais vague et incertain, cherchant toujours à dissimuler la difformité qui les afflige, tant elles craignent

(1) Baudens, ouvr. cité, p. 2, in-8º.
(2) Mémoire sur le Strabisme, in-8.º, p. 13.—Bruges, 1841.

de devenir un sujet de dérision. Chacune des variétés de loucherie donne, d'ailleurs, un aspect particulier ; c'est ainsi que, chez quelques-uns, le strabisme horrible imprime réellement au visage un cachet d'horreur et d'effroi ; et, tandis que le simple faux trait et le strabisme alternatif sont caractérisés par l'incertitude et la bizarrerie du regard, le strabisme convergent double très-prononcé donne un aspect disgracieux, et même repoussant, à certaines figures.

Presque toujours, la déviation de l'œil se fait dans le même sens que le muscle affecté, et c'est même ainsi que cela s'observe dans tout strabisme actif ou primitif ; mais, dans certains cas, quand l'affection est consécutive à une paralysie, c'est le muscle opposé au muscle paralysé qui se contracte et entraîne l'œil dans le sens de sa contraction ; circonstance qui ajoute parfois à la difficulté du diagnostic, mais sur laquelle heureusement le malade peut fort souvent éclairer le chirurgien.

Pour bien faire l'examen d'un louche, nous prendrons pour type le strabisme convergent, qui est le plus commun : quand un strabique se présente, on doit s'assurer d'abord de la dilatation ou de la contraction de la pupille, et examiner ensuite si la cornée est ou non opaque en quelque point ; s'il n'y a pas d'amaurose, de cataracte ou quelque autre complication. Lorsque le chirurgien s'est bien assuré de ce premier point, il se place à un mètre vis-à-vis du louche, lui présente seul le doigt indicateur de la main droite, en ayant soin qu'il soit dans la direction du nez du strabique, et l'engage alors à fixer fortement ce doigt. Aussitôt, l'œil louche se dévie en dedans, la cornée se cache plus ou moins dans l'angle interne; tandis que l'œil sain se maintient dans le milieu de l'ouverture palpébrale, afin de bien distinguer le doigt qui lui est présenté. On conçoit qu'en se mettant trop près du louche, il ne serait pas facile de bien juger quel œil est strabique, parce que les deux yeux ayant une tendance naturelle à converger à mesure que l'angle visuel diminue de longueur, on conçoit, dis-je, que l'œil sain serait lui-même entraîné un peu en dedans, et que le diagnostic ne serait plus rigoureux.

Si le strabisme est double, on se place encore à la même distance; on répète l'expérience et on voit les deux yeux converger en même temps. Mais, comme il est plus commun qu'un œil soit plus dévié que l'autre, il arrive qu'en faisant fixer un objet, l'œil le plus affecté se porte dans l'angle interne, d'autant plus que l'autre fait effort pour se redresser, bien qu'il ne puisse y parvenir que très-imparfaitement.

2.º Comment distinguer le strabisme pathologique de celui qui n'est que sympathique?

Dans tout strabisme double, il est nécessaire de distinguer quel est l'œil qui louche par sympathie, ou bien si tous deux sont déviés par une contraction morbide. Quand le malade peut éclairer le chirurgien et sait quel est l'œil qui a commencé à être louche, et que ce même œil est aussi le plus faible des deux, il ne saurait y avoir de doute; mais il n'en est pas toujours ainsi. En supposant donc que la déviation soit à-peu-près aussi marquée des deux côtés, bien qu'elle n'ait pas été simultanée pour les deux yeux, il faudra déterminer quel est l'œil le plus faible, ce dont on s'assurera en étudiant avec soin la vue du malade, en lui présentant, alternativement de près et de loin, des objets de couleur et de grosseur différentes, et surtout des objets qui lui soient inconnus et qui l'obligent à fixer son attention. On devra aussi faire lire le malade en séparant la face en deux parties par une cloison de carton placée verticalement sur le nez; dès-lors, il deviendra facile de constater quel est l'œil le plus faible, en portant le livre alternativement devant les deux yeux et toujours à la même distance. En répétant ces expériences, il est rare que l'on ne puisse parvenir à déterminer quel est l'œil qui ne louche que par sympathie. Si donc nous insistons sur la nécessité de bien s'assurer de l'œil dont le strabisme n'est que sympathique, c'est qu'il y aurait un grave inconvénient à opérer cet œil, et à abandonner l'autre œil, dont la déviation aurait été primitive. Il est, par conséquent, bien important de préciser ce point de diagnostic, par les moyens que nous venons d'indiquer. Quant à la dilatation de la pupille, que quelques chirurgiens ont donnée comme un signe de la faiblesse de l'œil dévié, il n'est pas constant; quelquefois même, on l'a vu exister du côté le moins dévié; aussi doit-on être fort réservé sur sa valeur.

De toutes les espèces de strabisme, celui que nous avons appelé *alternatif* est peut-être celle qui offre la plus grande difficulté de diagnostic. Ici, les deux yeux sont déviés dans le même sens, mais jamais en même temps; il n'y a toujours qu'un seul œil qui se dévie, tandis que l'autre conserve sa rectitude. Dans un autre moment, et quelquefois très-brusquement, ils changent de rôle, et on voit l'œil, tout-à-l'heure dévié, se redresser subitement, et l'autre devenir louche, alors qu'il venait de paraître sain. D'autres fois encore, en présentant un objet, on voit chaque œil se redresser alternativement pour le fixer, et la difformité semble voyager d'un œil à l'autre, comme le dit fort bien M. J. Guérin. Ici, de même que dans le strabisme convergent double ordinaire, il y a presque toujours un des yeux plus faible ; mais, comme ils ont un exercice égal, et que la faiblesse n'est pourtant point partagée, on conçoit qu'il est aussi plus difficile de la bien déterminer. Il faudra donc, comme dans le cas précédent, avoir recours à un examen attentif de la force visuelle des deux yeux, comparée l'une à l'autre, et varier autant que possible les expériences citées, pour s'assurer de l'œil le plus faible ; sigue, nous le répétons, le plus certain pour opérer à coup sûr. S'il arrive quelquefois que les deux yeux soient à-peu-près de force égale, voici une petite expérience au moyen de laquelle nous sommes parvenu, dans un cas de strabisme alternatif de ce genre, à reconnaître quel était réellement l'œil le plus faible. Les expériences précédentes ne nous ayant pas réussi, nous avons fait fermer les yeux de notre malade et nous lui avons appliqué dessus la main droite, de manière à intercepter complétement la lumière ; au bout de deux ou trois minutes, la main a été enlevée, en même temps que nous recommandions au malade d'ouvrir brusquement les yeux. L'œil gauche s'était dévié, et la même expérience, répétée plusieurs fois, n'a pas tardé à nous démontrer que c'était le même œil qui s'était dévié le plus souvent; le succès a, plus tard, fait voir que nous avions bien jugé.

3.º Quels sont les moyens de constater les différents degrés du strabisme ?

Une condition indispensable et essentielle du diagnostic est de bien constater le degré du strabisme , c'est-à-dire le degré de contraction musculaire qui produit la déviation plus ou moins prononcée de l'œil strabique. Mais auparavant, disons qu'en général le strabisme est d'autant plus complet et par conséquent la contracture musculaire d'autant plus forte, que le strabisme est plus ancien. Toutefois, cette règle générale souffre quelques exceptions ; c'est ainsi qu'un œil strabique, chez un homme de 50 ans, peut avoir conservé, depuis la naissance, toute sa mobilité, et par conséquent le strabisme exister sans rétraction musculaire permanente, malgré l'ancienneté de la difformité; tandis que , chez certains enfants louches, on peut observer une rétraction musculaire très-forte et le degré le plus prononcé du strabisme, bien que la déviation ne soit pas ancienne.

Ordinairement, pour bien juger du degré du strabisme , il ne faut pas s'en rapporter à la dilatation plus ou moins prononcée de l'ouverture des paupières , puisque la contracture musculaire ne lui est nullement proportionnée. En effet, chez les strabiques qui ont les yeux très-enfoncés, la cornée de l'œil louche semble aussi plus cachée dans l'angle interne , ce qui tient non pas à ce que la contraction est toujours et nécessairement plus forte, mais ce qui peut tenir encore à ce que la commissure des paupières, étant moins ouverte, cache aussi une plus grande partie de la cornée, ce qui fait alors paraître la déviation plus prononcée : et réciproquement, si l'œil louche est très-saillant, l'ouverture palpébrale lui étant proportionnée, il en résulte que la cornée peut ne pas être très-cachée par la commissure des paupières, ce qui peut faire croire à une faible contraction du muscle strabique, tandis que le contraire peut avoir lieu. C'est pourquoi la mobilité plus ou moins prononcée que conserve l'œil dévié dans le sens opposé, nous semble un signe pathognomonique plus rationnel pour constater plus sûrement le degré du strabisme. On y parviendra de la manière suivante : le chirurgien, après avoir fermé l'œil sain avec le pouce de sa main gauche, présentera au malade l'indicateur de la main droite, en lui recommandant de le fixer et d'avoir la tête immobile. Il fera ensuite décrire par ce doigt un demi-cercle que l'œil devra suivre, en se portant de l'angle interne à l'angle externe, si le strabisme est convergent. Et si l'œil se porte avec facilité jusqu'à l'angle orbitaire externe, il y a tout lieu de penser qu'il n'y a pas rétraction musculaire, mais contraction simple ; quand, au contraire, l'œil ne se porte qu'imparfaitement à l'angle opposé à la déviation, ou même qu'il s'arrête au milieu de l'ouverture palpébrale et qu'il demeure là comme retenu par un obstacle puissant, sans pouvoir suivre l'index, il y aura fortement à présumer que la division d'un seul muscle sera insuffisante pour obtenir le redressement de cet œil, et qu'il faudra en couper plusieurs, ou faire un large débridement de la conjonctive et des aponévroses. Toutefois , hâtons-nous de dire que ce précepte n'est pas sans exception : car plusieurs fois il nous est arrivé de diagnostiquer *à priori* qu'il y avait plusieurs muscles contractés, dans des cas où l'œil était ainsi bridé et retenu au centre de l'ouverture palpébrale, et la section d'un seul muscle a suffi pour redresser l'œil; tandis que, dans d'autres cas, où nous avions préjugé le strabisme peu prononcé et dû à la contraction d'un seul muscle, nous avons reconnu plus tard, et en opérant, une contraction musculaire multiple.

Enfin, dans quelques cas plus rares, l'œil ne peut nullement suivre l'index, c'est à peine s'il est susceptible de mouvement; la cornée se trouve cachée derrière la caroncule lacrymale, en grande partie; l'œil est retenu dans l'angle interne, y est comme attaché, et en quelque sorte ankylosé; et tous les efforts du strabique pour le ramener, même d'une ligne vers le centre de l'ouverture palpébrale, restent insuffisants.

Dans ces sortes d'ankyloses oculaires, la résistance qu'offre l'œil à se mouvoir peut tenir à plusieurs causes : 1.º à une double insertion antérieure et anomale du muscle droit interne; 2.º à une largeur anomale du même muscle à son attache, ce qui doit augmenter de beaucoup sa puissance contractile; 3.º à sa rétraction, avec transformation fibreuse de sa portion charnue; 4.º à l'atrophie, à la paralysie, ou à la dégénérescence graisseuse du muscle antagoniste; 5.º à la contraction simultanée des muscles droits interne, supérieur et inférieur, ces deux derniers étant devenus congénères du muscle droit interne primitivement contracté.

Tout ce qui a rapport au diagnostic des différents degrés du strabisme convergent, peut également s'appliquer à celui du strabisme divergent et du strabisme supérieur et inférieur; quant à cette variété du strabisme supérieur et oblique en haut, déterminée par la contraction simultanée des muscles droit supérieur et grand oblique, elle présente une particularité digne d'être notée : tout d'abord, l'individu semble peu louche ; mais, si on l'engage à diriger son regard en dehors et en bas, on voit l'œil se lever graduellement par un quart de rotation, se porter sous la paupière supérieure, la cornée se cacher quelque temps sous elle, puis le globe oculaire redescendre verticalement au milieu de l'ouverture palpébrale, à mesure qu'il fait effort pour obéir à la volonté. Enfin, si le strabisme est occasionné par la présence d'une tumeur intrà-orbitaire, la déviation est proportionnée au déplacement que lui font subir le volume et le siége de celle-ci, et le diagnostic est toujours assez facile, puisque aux symptômes propres au développement de la tumeur se joignent encore l'immobilité de l'œil, et plus ou moins d'exophthalmie.

§ III. — ETIOLOGIE.

Dès long-temps, l'étiologie du strabisme a été l'objet des recherches des chirurgiens; les anciens attribuaient cette difformité à une disposition anatomique inhérente à l'œil : les uns, par exemple, avec Lahire, ont pensé que la déviation oculaire est due à une insertion anormale du nerf optique sur la sclérotique, dans un point plus rapproché de la cornée, et dans le sens même de

cette déviation; d'autres, avec Maitre-Jan, l'ont attribuée à une situation vicieuse de la cornée, par rapport à l'axe oculaire et à une sorte d'articulation in-
solite de cette membrane sur la sclérotique; mais ces
opinions sont loin d'être quelque peu fondées , puisque,
pour qu'il en fût ainsi, le strabisme devrait toujours
être congénial. Quelques-uns ont pensé à lui donner
pour causes la trop grande convexité de la cornée, un
défaut du cristallin, ou son déplacement. Quelques autres
n'y ont vu qu'un manque d'équilibre entre les puis-
sances motrices de l'œil.

Toutes ces causes, admises et rejetées tour à tour, ont
bientôt fait place à une nouvelle étiologie du strabisme,
celle de Buffon. Prenant pour base de sa théorie, la faiblesse relative de l'œil dévié chez les louches, Buffon a
été conduit à regarder comme cause presque unique du
strabisme, l'inégalité de force des deux rétines. Appuyée du nom du célèbre naturaliste, cette opinion eut
une immense faveur et régna presque exclusivement
jusqu'à ces dernières années; lorsque quelques auteurs
modernes, MM. les docteurs Stromeyer et Jules Guérin
entre autres, sont venus démontrer le peu de fondement
de cette théorie, en lui opposant le seul fait du développement plus ou moins rapide de la force visuelle de
l'œil opéré presque immédiatement après la division du
muscle affecté. La théorie de Buffon tombait donc d'elle
même ; il était désormais prouvé qu'il avait pris pour
cause du strabisme ce qui n'était, le plus souvent, qu'un
effet de la déviation de l'œil.

Étudiant l'étiologie générale du strabisme, sous un

nouveau jour, M. J. Guérin l'a rattachée à sa théorie
des autres difformités du squelette, basée sur la rétraction musculaire, comme cause immédiate du strabisme, et dont voici la formule : « Le strabisme mécanique, dit-il, est le produit de la rétraction musculaire active ; et les variétés de cette difformité, le
produit des divers modes et des divers degrés de la
rétraction différemment distribuée et combinée dans les
muscles de l'œil » (1).

La rétraction musculaire, dit encore M. Guérin, est
un fait complexe dont les résultats sont relatifs à tous
les degrés, à tous les modes, et à toutes les combi-
naisons dont il est susceptible ; et, dans le strabisme mécanique, de même que dans les autres difformités de
même cause, il peut se présenter différentes variétés,
selon que la rétraction est portée à son plus haut degré
de développement, ou bien selon que la simple contracture qui la précède existe à l'état de contracture
fixe, de contracture spasmodique ou intermittente, et
à l'état de relâchement paralytique, ou, enfin, selon le
mode de distribution, de combinaison, et d'association
des différents degrés de rétraction, par rapport aux
muscles de l'un ou des deux yeux.

Si, maintenant, on recherche le résultat de la contraction du muscle strabique, on trouvera ici, comme pour
les muscles qui entourent les articulations dans les

(1) Mémoire sur l'Étiologie du Strabisme, lu à l'Académie des
Sciences, séance du 25 janvier 1841. — Dans : *Gazette Médicale* de Paris, n.ºs 6 et 14, t. 9.e, 1841.

luxations congéniales (1), qu'il y a un changement manifeste de dimension dans les muscles déviés qui sont
raccourcis, et ce raccourcissement est, quelquefois aussi
dans le strabisme, porté au-delà des limites de la contracture physiologique, et consiste en une rétraction active des fibres musculaires, consécutive à leur contracture permanente.

Quelle que soit donc la cause éloignée du strabisme,
la contracture musculaire n'en existe pas moins, mais à
des degrés bien différents ; c'est ainsi que, dans le strabisme fixe, avec rétraction permanente du muscle strabique, l'œil ne peut presque plus se mouvoir, le raccourcissement musculaire est porté à son plus haut
degré, et il en résulte un rapprochement des deux points
d'insertion du muscle affecté. Si, au contraire, la contraction n'est pas fixe, l'œil jouit encore de plus ou
moins de mobilité, et peut se redresser sous l'influence
d'une ferme volonté et en faisant fermer l'œil sain, parce
que la résistance du muscle strabique, vaincue par la
puissance réunie des muscles antagonistes, cesse momentanément, et le muscle s'allonge et se prête en proportion directe de la contraction des muscles opposés.

D'après ce que nous venons de dire sur la contracture
musculaire comme cause prochaine et occasionnelle du
strabisme, on conçoit pourtant que cette contraction ne
peut pas toujours être primitive : aussi devons-nous faire
une distinction à cet égard. Qu'une convulsion, par

____

(1) J. Guérin. — Recherches sur les Luxations Congéniales. —
N.os 7 et 10, *Gaz. Méd.* p. 146, t. 9.e, 1841.

exemple, ou une frayeur excessive produise subitement
une déviation oculaire, la contraction musculaire sera
primitive ou active, et le strabisme sera dit *essentiel*
ou *idiopathique* ; mais, que par suite d'une tache sur la
cornée ou d'une ophthalmie violente, la déviation se fasse
lentement et insensiblement, la contraction sera passive
ou consécutive, et le strabisme sera dit *symptomatique*.

Dans le strabisme actif, ou primitif surtout, la contracture peut devenir de plus en plus forte avec l'âge ;
d'autres fois aussi elle s'accroît momentanément sous
l'influence des affections morales vives et des émotions
violentes.

Le strabisme est-il plus souvent acquis que congénial ?

Quelques auteurs, avec Demours, pensent qu'il est ordinairement congénial ; le docteur Dufresse-Chassaigne (1) de son côté a trouvé 34 strabismes congénitaux, sur un nombre de 54, dont il a noté la cause. Mais,
d'une autre part, sur 68 louches que j'ai interrogés sur la
cause de leur difformité, je n'ai noté que trois strabismes congénitaux, et M. le docteur Phillips n'en compte
que quatre sur cent (2). Voilà donc des résultats bien
opposés et qui ne peuvent que laisser du doute sur cette
question, d'autant plus qu'on ne saurait toujours s'en
rapporter rigoureusement au dire des parents sur ce
point ; car, comme le fait fort bien remarquer M. le
docteur Gairal (3), le strabisme congénial est peut-être

(1) Traité du Strabisme et du Bégaiement, in-8°. Paris, 1841.
(2) Phillips, du Strabisme, in-8.°, Paris.
(3) Gairal, du Strabisme ou Vue Louche, in-12, p. 18, 1840.

plus fréquent qu'on ne le croit ordinairement, parce qu'il
y a peu de mères qui veuillent avouer avoir mis au monde
un enfant difforme, et aussi, parce que, pendant la première année de l'enfance, la force contractile des muscles
de l'œil est si peu développée et la supériorité d'action
d'un muscle sur son antagoniste si peu marquée, que le
strabisme, à cet âge, doit être inappréciable dans bien
des cas ; et il ne serait pas étonnant, dès lors, qu'on ne
s'aperçût que plus tard d'une difformité qui existait déjà
auparavant, au moment de la naissance, mais à l'état
rudimentaire seulement.

Sexe. — D'après un certain nombre de faits, il semblerait que le strabisme est plus commun chez l'homme
que chez la femme, puisque sur un nombre de 227
louches, dont le sexe est indiqué par différents auteurs,
et y compris nos 68 louches, on trouve 131 hommes et
96 femmes. Cette plus grande fréquence du strabisme
chez l'homme serait-elle due à ce que l'homme est,
plus que la femme, exposé à certaines causes du strabisme ?

Climat. — Dans les climats froids et dans nos climats tempérés, cette difformité est fort commune ; mais
il paraîtrait qu'elle est beaucoup plus rare dans les pays
chauds, d'après ce que nous avons entendu dire par quelques médecins qui y ont pratiqué. S'il en est réellement ainsi, on aurait lieu de s'en étonner en lisant l'ouvrage du docteur Levacher, qui a long-temps exercé
aux Antilles et à qui l'on doit un excellent travail sur
les maladies de ces pays. En effet, M. Levacher rapporte que la présence des vers lombrics dans les intes-

tins, ainsi que les convulsions qui en résultent, sont chose beaucoup plus fréquente dans les colonies qu'en Europe (1). Comme nous le verrons plus loin, les convulsions vermineuses sont la cause la plus fréquente du strabisme; si donc la cause la plus commune de cette difformité en Europe, est elle-même encore plus commune dans les pays chauds, comment expliquer l'extrême rareté ou tout au moins la fréquence moins grande du strabisme, là où est si commune la cause qui le produit le plus souvent en Europe ?

Age. — Sur quarante cas choisis parmi nos observations, et dans lesquels nous avons noté exactement l'âge auquel le strabisme s'est montré, nous trouvons que cela a eu lieu trente-deux fois dans les six premières années de la vie; et, en y joignant d'autres faits recueillis dans les auteurs, je trouve 163 cas dans lesquels l'âge d'apparition du strabisme est indiqué, dont 119 fois dans les six premières années de la vie, savoir : 24 à l'âge d'un an, 30 à 2 ans, 26 à 3 ans, 23 à 4 ans, 6 à 5 ans, et 10 à 6 ans. Le strabisme est donc une difformité de la première enfance si fertile en affections convulsives qui sont les causes les plus communes du strabisme.

Si, maintenant, on recherche à déterminer quelle est la proportion des louches, relativement à la population, on arrive à voir qu'elle est approximativement de 1 sur 63 environ, d'après M. Pietzker, qui a trouvé 24 louches

____

(1) Guide médical des Antilles et des régions intertropicales, p. 193, 2.ᵉ édition in-8.º, 1840, Paris.

sur 1500 enfants examinés dans diverses écoles de Berlin (1).

Professions. — Le strabisme survenant presque toujours (6 fois sur 8 environ) dans l'enfance, il n'y a guère que chez les adultes et dans des cas accidentels que certaines professions peuvent y prédisposer. M. Cunier signale les graveurs, les horlogers et ceux qui font usage de verres grossissants; l'habitude, chez eux, de ne se servir que d'un œil semblerait disposer l'autre à s'affaiblir et à se dévier. Dans le même genre, le même auteur cite encore les dandys qui font usage du lorgnon monoculaire. De notre côté, parmi le grand nombre de louches adultes que nous avons eu occasion d'interroger sur leur profession, nous en avons remarqué plusieurs qui étaient cuisiniers et chez qui la loucherie était survenue, depuis qu'ils exerçaient cette profession. L'influence de l'action du feu y serait-elle ici pour quelque chose ?

Hérédité. — Les auteurs anciens n'ont point mentionné l'hérédité du strabisme; mais depuis que l'attention a été appelée sur l'étude de cette difformité, des exemples nombreux établissent qu'elle peut être transmise d'un père ou d'une mère à plusieurs membres d'une même famille. Il me suffira d'en citer deux exemples qui me sont propres, parmi tous ceux que j'ai observés. Une dame R *** devenue louche à l'âge de deux ans, par suite de convulsions, a mis au monde trois enfants, dont deux sont louches. Le nommé Huart est affecté de

(1) Pietzker, *sachs's central zeitung*, 21 février 1840, et dans le mémoire cité de M. F. Cunier, p. 68, in-8.º, 1841.

strabisme convergent, ainsi que son frère cadet et une
sœur ; son père était également louche ; de sorte que, sur
six membres de la famille, il y en avait quatre strabiques.

Parmi les autres causes prédisposantes, qui sont fort
nombreuses, on cite les suivantes :

Les convulsions concomitantes des différentes époques
de la dentition ;

Les convulsions dues à la présence des vers dans les
intestins : celles qui accompagnent les affections éruptives, surtout la variole, la rougeole et la scarlatine ;

Les convulsions qui compliquent certaines affections
fébriles de l'enfance ;

Les craintes et les frayeurs excessives ;

L'imitation et la mauvaise habitude qu'ont les enfants,
de se moquer de leurs camarades louches, en convergeant
fortement les yeux pour les imiter ;

La mauvaise habitude qu'ont aussi certaines personnes
de présenter aux jeunes enfants plusieurs objets à la fois,
ce qui leur fait faire de grands efforts pour les voir tous
en même temps ;

Une mauvaise position au berceau, ce qui oblige l'enfant à recevoir la lumière dans une fausse direction :
Delpech demande pourquoi, dans ce cas, les deux yeux
convergent, au lieu d'être l'un convergent, l'autre divergent, c'est-à-dire dans les mêmes directions qu'affectaient
les yeux pour recevoir la lumière ? D'abord, il faut remarquer que, sous l'influence d'une mauvaise position et d'un
faux jour au berceau, le strabisme n'est certes pas toujours double ; mais, en supposant qu'il en soit ainsi et

que les deux yeux soient convergents, voici comment je m'explique ce fait : bien que les deux yeux semblent rechercher la lumière, il n'y en a pourtant qu'un qui la reçoit et qui fasse réellement effort au point de contracter une mauvaise habitude, tandis que l'autre demeure dans l'inaction ; de telle sorte que celui-là se dévie d'abord seul en dedans, et n'entraîne que consécutivement et par sympathie l'autre œil dans le même sens.

La paralysie des muscles de l'œil peut entraîner une déviation dans le sens opposé au muscle paralysé ; c'est ainsi que la paralysie des muscles droits interne, supérieur et inférieur, donne lieu au strabisme divergent. Dans la paralysie du muscle droit externe, à la suite de coups ou de chutes sur la tête ou sur le front, le muscle droit interne ne trouvant plus d'antagonisme, se contracte plus fortement et tire l'œil en dedans.

Nous avons observé à Paris, chez le docteur Amussat, un strabisme survenu à la suite d'un accès de colère ; le sujet qui en fournit l'observation est une femme de 32 ans, qui se mit violemment en colère contre une personne qui lui devait ; le soir même, elle s'aperçut que son œil droit était dévié en dehors et que la vue y était presque abolie. L'accident datait d'un mois, quand je vis cette femme, et il n'était survenu aucun changement qui pût faire espérer la guérison.

Plenck, cité par M. F. Cunier, rapporte que le plus grand nombre des habitants de l'Asie équinoxiale sont louches et nyctalopes, parce que, craignant d'être trop vivement impressionnés par le soleil que réfléchit un sol sablonneux, ils cachent leur pupille sous les paupières, de sorte qu'on ne leur voit que le blanc de l'œil (1).

Seger (Georgius) cite l'observation d'un homme qui devint strabique à la suite d'épilepsie (2).

D'après J. P. Albrecht, une fièvre léthargique aurait été cause de strabisme (3).

Christ. Leinch parle d'un homme qui, surpris et frappé d'un éclair, fut atteint d'un strabisme divergent double, avec diplopie (4).

M. Lucas, de Londres, rapporte qu'un homme devint louche à la vue d'un sol couvert de neige.

On rapporte aussi comme ayant donné lieu au strabisme dans des cas isolés, l'hydrocéphale, l'apoplexie, des bourdonnements dans la tête, des chagrins violents, l'abus des plaisirs et un embarras gastrique.

Parmi les affections de l'œil, on cite :

Les différentes variétés d'ophthalmie, surtout l'ophthalmie scrofuleuse; la diplopie, la myopie;

Les déformations de l'iris, l'occlusion de la pupille;

Les différentes espèces de taches de la cornée; les taies, suite de petite vérole; la cataracte centrale et la cataracte congénitale;

Les blessures des muscles de l'œil par des instruments piquants ou tranchants;

(1) *De Morbis Oculorum Doctrina*, p. 178, Lovanii, 1796. — Et F. Cunier (*loco citato*).

(2) *Miscell. Acad. naturæ curiosorum*, p. 252, année 1.ʳᵉ, 1672.

(3) Mélanges des curieux de la nature, dec. III, 1701. — *De Febre lethargicâ in strabismum utriusque oculi desinente.*

(4) *De Visu duplicato*, Wittemberg, 1723. — Et dans : Boyer, Traité des Maladies Chirurg., p. 612, t. 5.º

L'usage des verres grossissants et du lorgnon monoculaire (Cunier); le rhumatisme de l'œil (Rognetta);
l'opération de la cataracte d'un œil, la chute spontanée,
et l'absorption du cristallin et de sa capsule, d'où résulte,
dans les deux cas, dit M. F. Cunier, un désaccord entre la puissance focale des deux yeux.

Je possède l'observation d'une jeune fille qui devint
louche, à la suite d'une fistule lacrymale.

M. le professeur Piorry mentionne un strabisme convergent survenu chez un phthisique, quarante-huit heures
avant la mort : l'autopsie vint démontrer une inflammation
très-évidente, développée sur le trajet du nerf moteur
oculaire externe qui était très-rouge et hypertrophié (1).

Enfin, nous pensons avec Boyer, que le spasme
oscillatoire et convulsif des muscles de l'œil (nystagme),
peut, dans certains cas, être une cause prédisposante
du strabisme. Voici comment ce chirurgien s'exprime à
cet égard : « L'analogie, dit-il, porte à croire que, si
la paralysie des muscles de l'œil produit le strabisme,
leur état convulsif ou spasmodique peut aussi le déterminer » (2).

On range encore comme pouvant déterminer la déviation oculaire, les différentes tumeurs intrà-orbitaires,
exostoses, lipomes, tumeurs érectiles et enkystées. Mais
il est vrai de dire que c'est là plutôt une sorte de luxation
momentanée de l'œil qu'un véritable strabisme, puis-

(1) Traité de Diagnostic et de Séméiologie, p. 181, t. 3.e, 1838.
— Paris.
(2) Traité des Mal. Chirurg., t. 5.e, p. 610, 4.e édition.

qu'en effet il n'y a que déplacement et non pas de contraction musculaire, bien que celle-ci puisse pourtant se faire insensiblement et rester, si la cause n'est pas soustraite.

En dernier lieu, Rossi attribue certains strabismes à une insertion anormale du muscle qui produit la déviation, et il dit l'avoir rencontrée sur le cadavre. Mais une cause plus curieuse encore serait une déformation congéniale de la cavité orbitaire. C'est ainsi que sur les cadavres d'individus morts louches, Rossi (1) aurait trouvé la cavité osseuse ayant une forme plus ou moins oblique, au lieu d'avoir, comme à l'état normal, la forme d'une pyramide droite, dont le sommet, chez ceux qui avaient un strabisme congénial, s'inclinait en dedans ou en dehors, en haut ou en bas. De cette anomalie anatomique, Rossi conclut qu'il résulte une direction anormale des muscles qui s'attachent à l'orbite, et l'irrégularité dans leur contraction, et par conséquent le strabisme.

Il nous reste maintenant à savoir si toutes ces causes sont aussi fréquentes les unes que les autres. Pour y parvenir, nous avons recueilli 143 observations, y compris les nôtres, dans lesquelles les causes sont indiquées et que nous avons trouvées établies dans l'ordre de fréquence suivant :

Convulsions générales. 29

Convulsions vermineuses. 22

(1) Mémoires de l'Académie Royale des Sciences de Turin, t. 34.ᵉ (Journal de Grœfe et Walther, t. 15.ᵉ, liv. 1.ᵉʳ, p. 167), et Verhaeghe, mémoire cité, p. 12 et 16, in-8.ᵒ; Bruges.

D'après ce court résumé statistique, il devient évident que les affections convulsives sont les causes les plus fréquentes pour déterminer la rétraction musculaire, puisqu'elles s'y trouvent pour un tiers; viennent ensuite les maladies éruptives, si souvent compliquées, dans l'enfance, de convulsions générales et partielles, et enfin les ophthalmies de toute espèce. Ces trois ordres de causes entrent donc pour plus des deux tiers dans le nombre indiqué.

Enfin, il n'est peut-être pas sans intérêt de faire remarquer que la variété de strabisme dépend souvent de la manière d'agir de la cause prédisposante, et que la contraction morbide ne se fait pas indifférem-ment dans tel ou tel sens. Par exemple, qu'une taie occupe la moitié externe de la cornée, les rayons lumineux pénètreront par la moitié interne de cette membrane pour aller exciter la rétine, et la déviation de l'œil se fera insensiblement en dedans, et il en résultera un strabisme convergent. D'un autre côté, la paralysie de la paupière supérieure donne toujours lieu au strabisme divergent, parce que le muscle élévateur de la paupière supérieure recevant un filet nerveux du nerf moteur oculaire commun, c'est-à-dire de la même paire qui fournit des nerfs aux quatre muscles, droits interne, supérieur, inférieur, et petit oblique, il en résulte que ces muscles se trouvent aussi paralysés, et que le droit externe, n'ayant plus d'antagonisme, entraîne l'œil en dehors, dans le sens de sa contraction qui se trouve avoir ainsi acquis un surcroît d'action. D'autre part, M. F. Cunier (1) relate qu'une photophobie scrofuleuse produisit un strabisme supérieur, parce que la rétine, trop vivement impressionnée, forçait l'ouverture pupillaire à se contracter et à se cacher derrière un voile épais. Le bulbe oculaire, ayant ainsi contracté l'habitude de se porter sous la paupière supérieure, finit par rester dévié en haut.

Disons maintenant quels sont les muscles susceptibles de se contracter pour produire telle ou telle variété du strabisme.

1.º Strabisme convergent.

Le strabisme convergent simple peut être produit par le droit interne seul, ou par ce même muscle et les droits supérieur et inférieur.

a. Le strabisme oblique en haut, par le droit interne et le grand oblique, ou par le grand oblique et le droit

____

(1) Mémoire cité, page 20.

supérieur, ou par ces 3 muscles en même temps ; quelquefois même le droit interne seul, quand il est très-large, peut donner lieu au strabisme convergent et oblique en haut, parce qu'alors les fibres supérieures sont plus contractées.

b. Le strabisme oblique en bas et en dedans, par les muscles droit interne et droit inférieur.

2.º Strabisme divergent.

Le strabisme divergent simple, par le droit externe seul, ou par ce muscle et les muscles droits supérieur et inférieur.

a. Le strabisme divergent oblique supérieur, par le droit externe et le droit supérieur, ou par le droit externe et le petit oblique.

b. Le strabisme divergent oblique inférieur, par le droit externe et le droit inférieur, quelquefois même par le petit oblique et le droit externe.

3.º Strabisme supérieur.

Cette espèce, plus rare que les précédentes, peut être produite par le droit supérieur seul, ou aidé du grand oblique.

4.º Strabisme inférieur.

Le droit inférieur seul peut donner lieu, par sa contraction, à cette espèce, la plus rare de toutes.

Tels sont les cas ordinaires ; mais, comme nous le verrons plus loin, à propos de la section musculaire multiple, il est des cas exceptionnels dans lesquels la contraction musculaire peut être différemment distribuée : c'est ainsi que, dans un strabisme supérieur, M. Baudens a trouvé les muscles droit supérieur, droit interne , droit externe et grand oblique, contractés , etc.

Quelle est la fréquence relative des différentes variétés de strabisme ?

Tous ceux qui se sont occupés du strabisme jusqu'ici, ont reconnu, d'un commun accord, que la variété la plus fréquente est, sans contredit, le strabisme convergent. C'est ainsi qu'en additionnant un grand nombre de faits appartenant à MM. Florent Cunier (1), Phillips (2), Baudens (3), J. Guérin (4), Melchior (5), et nos 68 observations, on a un total de 1,285 faits qui donnent les proportions suivantes : 1,099 strabismes convergents, 146 divergents, 15 obliques, 13 supérieurs, 2 inférieurs, et une dizaine dont la variété n'est pas indiquée. Les strabismes convergents et divergents sont donc, de beaucoup, les plus communs ; mais, entre ces deux espèces, la fréquence relative est encore fort grande, puisque la proportion est de 9 strabismes convergents pour un seul divergent. Or, à quoi peut tenir cette différence ? Pour éclairer cette question, on a invoqué les causes suivantes :

1.º La direction spéciale des muscles droits, dont l'interne est le plus court et le plus disposé à se contracter. On sait, en effet, et nous avons rappelé au commencement de ce travail, que le muscle droit interne marche directement d'arrière en avant, tandis que les autres

(1) P. 68 , mém. cité , in-8º.
(2) Du Strabisme , in-8.º , 1841.
(3) *Loco citato.*
(4) Mém. sur l'Étiologie du Strab. — Gaz. Méd. de Paris.
(5) *De Strabismo , Hanniæ,* 1839.

muscles droits se dirigent obliquement de dedans en dehors, que tous contournent le globe de l'œil pour s'accommoder à sa convexité; mais le muscle droit interne moins que les autres. La position directe de ce muscle devient donc une circonstance favorable à sa contraction, et ajoute à la facilité qu'il a de déterminer le strabisme convergent.

2.º La possibilité de contraction volontaire et simultanée des deux muscles droits internes, puisque telle est cette disposition naturelle, qu'elle se réalise de même durant le sommeil.

3.º La disposition anatomique de la pupille, qui n'est pas juste au centre du diaphragme iridien. On sait, en effet, d'après la remarque de Winslow, que l'ouverture pupillaire n'est pas située au centre même de l'iris, mais un peu plus du côté interne vers le nez. (Buffon.)

4.º J'invoquerais volontiers la tendance que doit avoir naturellement le bulbe oculaire à se dévier en dedans sous l'influence de la moindre cause excitante, à cause de l'insertion du nerf optique un peu plus en dedans sur la sclérotique.

5.º La double innervation du muscle droit interne, qui reçoit, outre une branche spéciale du nerf oculo-moteur commun, un filet du nerf pathétique qui établit ainsi une communication entre ces deux nerfs, et par conséquent des innervations différentes. (Phillips.) (1)

A ces causes, tout anatomiques, il faut encore ajouter les suivantes, qui doivent concourir souvent aussi à déterminer le strabisme convergent.

______

(1) Ouvrage cité, p. 23.

6.º Une force impulsive qui porte sans cesse les organes pairs à se rapprocher de la ligne médiane.

7.º L'avantage que trouvent les louches à diriger vers le nez un organe trop faible. (Buffon.)

8.º La facilité plus grande d'exagérer une disposition naturelle que d'en prendre une contraire. (Boyer.)

9.º Enfin, Boyer ajoute que la volonté peut encore faire converger les deux pupilles, tandis qu'elle est impuissante à les faire diverger (1).

Il n'est pas douteux que les causes précédentes peuvent bien suffire à expliquer la plus grande fréquence du strabisme convergent, et l'observation est là pour le confirmer.

Le strabisme est-il plus commun à l'œil droit qu'à l'œil gauche?

Quelques auteurs, MM Baudens, Florent Cunier, Gairal, Pietzker, disent l'avoir observé plus souvent à gauche; d'autres, avec M. Phillips, l'ont trouvé plus à droite, et M. Dufresse-Chassaigne dit en avoir vu autant à droite et à gauche. Entre ces opinions si opposées, il n'est sans doute pas facile de trouver la vérité; pour y arriver, cependant, nous avons pensé que, sur un certain nombre de strabismes pris au hasard et produits indistinctement par toute espèce de causes, nous en trouverions quelques-uns qui seraient dus à des causes incapables d'expliquer la fréquence plus grande du strabisme à gauche ou à droite; tels sont, en effet, les strabismes consécutifs à des blessures de l'œil, aux orbi-

(1) P. 614, t. 5.º, Traité des Mal. Chirurg.

tocèles , aux chutes sur la tête et dont le siége, à droite ou à gauche, est dû tout simplement au hasard, et qui ne peuvent servir à expliquer ce que nous cherchons ici. Il nous a donc fallu choisir, pour cela seulement, les strabismes dus à des causes actives, et élaguer les autres. Sur un nombre de 60 strabismes, survenus tous à la suite d'une contraction musculaire active , nous avons trouvé la difformité siégeant 34 fois à droite et 26 à gauche.

D'un autre côté, sur 53 strabismes doubles, siégeant par conséquent aux deux yeux en même temps, et dans lesquels on désignait exactement l'œil le plus louche, il y avait 31 cas où la déviation était plus prononcée à droite, et 22 où elle l'était davantage à gauche. En faisant aussi séparément le relevé de nos 68 observations, nous en trouvons 41 dont le strabisme était a droite et 27 seulement à gauche, que la difformité fût d'ailleurs simple ou double. Enfin, si nous nous rappelons que les autres difformités du squelette sont généralement plus fréquentes à droite, nous serons porté à penser que la déviation strabique est aussi plus commune à droite. Mais comment expliquer cette prédilection du strabisme pour un œil plutôt que pour l'autre ?

Buffon, Boyer, M. le professeur Roux, donnant pour cause ordinaire du strabisme l'inégalité de force des deux rétines, doivent nécessairement admettre que c'est l'œil gauche qui se dévie le plus souvent, ce que M. Roux explique en disant que le côté droit étant naturellement plus fort, le gauche se trouve relativement plus faible et aussi plus susceptible de se dévier (1).

(1) L'Expérience, p. 109, t. 7.ᵉ, 1840.

Cette explication est très-ingénieuse, sans doute, et serait très-vraie, si le strabisme avait pour cause ordinaire l'inégalité de force des deux rétines ; mais, nous avons vu précédemment, qu'il est aujourd'hui reconnu que cette cause du strabisme est au contraire fort rare. Si donc nous prenons en considération la contraction musculaire que nous avons admise comme cause la plus ordinaire de cette difformité, nous devrons, au contraire, admettre avec M. Florent Cunier, que c'est bien plutôt la faiblesse relative de l'œil gauche qui doit nous expliquer la plus grande fréquence du strabisme à droite, puisqu'il n'est point douteux que la contraction musculaire active s'adresse à l'œil le plus fort, c'est-à-dire à l'œil droit.

§ IV. — COMPLICATIONS.

Comme toutes les autres difformités du corps, le strabisme entraîne des changements physiologiques et pathologiques manifestes, qui deviennent des complications plus ou moins importantes, dont les unes sont susceptibles de cesser avec la déviation de l'œil, et dont les autres peuvent être indépendantes et rester même quand le strabisme a disparu. Les plus remarquables de ces complications, sont les suivantes : Dilatation de la pupille, Diplopie, Asthénie visuelle, Atrophie du globe de l'œil, Nystagme, etc.

Dilatation de la pupille. — Il arrive quelquefois que la pupille de l'œil strabique se trouve plus dilatée que celle de l'œil sain ; mais cette complication est loin d'être aussi commune qu'on l'a dit, et d'être une conséquence immédiate de la déviation oculaire, comme semblerait le faire croire M. Phillips. Elle n'existe même jamais dans le strabisme divergent, mais seulement dans le convergent ; et encore devons-nous ajouter que, dans le strabisme convergent double, rarement nous avons observé la dilatation pupillaire. Plusieurs causes peuvent y donner lieu : sans rejeter complétement l'obliquité des rayons lumineux, admise par M. Phillips, et la compression du globe, invoquée par M. Dufresse (1), nous sommes plutôt porté à admettre l'inertie de la rétine, ainsi que l'espèce d'obscurité qui résulte, pour la pupille, de la déviation oculaire ; en effet, quand un œil sera caché dans l'angle interne, les rayons lumineux ne tomberont plus directement sur la rétine, et celle-ci ne pourra que perdre peu à peu de son aptitude à s'impressionner, et l'œil se trouvant dans les mêmes conditions que s'il était dans l'obscurité, la pupille finira par se dilater. Dans l'état physiologique, au contraire, avec convergence volontaire des yeux, les pupilles se contractent momentanément, parce qu'étant sous l'empire de la volonté, cette contraction est active; tandis que, dans le cas de convergence pathologique, les mouvements de l'iris n'étant plus soumis à la volonté, la pupille se dilatera d'une manière purement passive.

Déplacement de l'ouverture pupillaire. — Quand une taie est située sur la cornée, vis-à-vis la pupille, la lumière ne pouvant plus traverser directement la cornée, la pupille se dévie peu à peu du centre de l'iris en se rapprochant plus ou moins de sa circonférence, pour se

____

(1) Traité du Strab. et du Bég.ᵗ, p. 19, in-8º.

mettre en rapport avec une portion transparente de la
cornée; quelquefois même elle se déforme plus ou moins.
Or, pour peu que la déviation de l'œil soit prononcée, il
en résulte bientôt un strabisme avec complication d'un
déplacement pupillaire qui permet pourtant à la vue de
s'exercer obliquement (*Visus obliquus, luscitas.* Weller.)
Je possède deux observations de déformation pupillaire
ayant donné lieu au strabisme : l'une, consécutive à une
taie, suite d'une pustule variolique, située en face de la
pupille et produisant un strabisme convergent; l'autre,
consécutive à une ophthalmie, donna lieu à un strabisme
divergent et avait la forme elliptique verticale.

Diplopie. — Personne n'ignore que la diplopie peut
être produite artificiellement, lorsqu'en portant l'extrémité du doigt indicateur sur l'angle externe de l'œil, on
comprime le bulbe oculaire latéralement. Dans le strabisme, la contraction morbide d'un muscle peut produire
le même phénomène ; ce dont on a cherché à se rendre
compte par les explications suivantes : le docteur Zo-
kalski pense que les rayons lumineux, au lieu de converger en un seul foyer, en projettent deux sur la rétine, par
suite d'un léger déplacement du cristallin (1). Pour
M. Florent Cunier, l'axe oculaire est représenté par une
ligne qui passe au centre de la cornée, du cristallin, et
qui aboutit au centre de la rétine ; or, si un œil se dévie,
l'obliquité de la cornée fait tomber cette ligne dans un
point autre que le centre de la rétine et de ce défaut de
réfraction des rayons lumineux sur la cornée et le cristal-

(1) Diss. sur la Diplopie unioculaire, p. 24.

lin, résulte la diplopie (1). Cette explication est la plus généralement adoptée et règne presque exclusivement. Quoi qu'il en soit des explications précédentes, nous sommes porté à croire, avec M. Phillips, que la diplopie doit être attribuée à ce que l'impression de la lumière sur la rétine de l'œil strabique, ayant lieu en un point différent, et non correspondant à celui de l'œil sain, il en résulte deux impressions reçues, par conséquent deux images de l'objet fixé, et vue double.

Quelques auteurs avancent que la diplopie n'existe jamais, quand les deux pupilles sont également contractées ; mais qu'elle coïncide toujours avec la dilatation de la pupille de l'œil dévié. Cette assertion est sans doute trop exclusive, puisque la diplopie peut exister sans qu'il y ait dilatation de la pupille ; et, réciproquement, la pupille peut être dilatée sans qu'on observe de la diplopie. Dans le strabisme double, il est rare de constater la vue double, de même que dans le strabisme congénital. Elle est rare en effet dans l'enfance : car en supposant qu'elle ait dû exister avant la naissance, elle finit toujours par se dissiper peu à peu avec les progrès de l'âge. Mais il n'est pourtant pas vrai de dire, comme le prétend Saint-Yves, cité par M. Gairal, que la diplopie ne se rencontre que chez les personnes qui deviennent louches dans un âge avancé.

Asthénie visuelle. — Sauf quelques exceptions, l'œil dévié est presque toujours plus faible que l'œil sain ; et même dans le strabisme double, comme il est rare

____

(1) Mém. cité.

que les deux yeux soient louches au même degré, et
depuis la même époque, c'est toujours l'œil dont la déviation est la plus prononcée et la plus ancienne, qui
est le plus faible. Quand il faut fixer un objet, l'œil
strabique se porte involontairement dans l'angle interne,
parce que l'image qu'il en transmettrait au cerveau ne
serait pas aussi nette que celle que peut transmettre
l'œil sain ; d'où résulterait une confusion qu'évite l'œil
dévié en se cachant dans l'angle des paupières, puisque là, en effet, n'étant plus soumis à son excitant naturel, la lumière directe, il ne fonctionne pas, en laissant
agir l'œil sain : et cela est si vrai, que, dans le strabisme divergent, il y a rarement asthénie visuelle, parce
que l'œil peut encore recevoir la lumière, pour peu que
l'individu détourne la tête, et en faisant un peu d'effort
pour ramener, autant que possible, l'œil de dehors en
dedans et rétablir momentanément le parallélisme normal,
ce qui est plus facile quand la déviation est en dehors
qu'en dedans. Ajoutez à cela qu'il pourrait bien se faire,
comme le dit M. Phillips, que l'action nerveuse des nerfs
locomoteurs, altérée, réagît momentanément sur les nerfs
sensitifs. Buffon, et avec lui Boyer (1), expliquent la
faiblesse de la vue chez les louches, en disant que les
axes visuels se croisent constamment, chez eux, sous
un angle semblable, quelle que soit la distance de l'objet,
tandis que, dans l'état naturel, l'angle d'inclinaison varie
avec cette distance.

L'asthénie visuelle peut d'ailleurs, dans quelques cas,

______

(1) Traité des Mal. Chirurg., t. 5.ᵉ, p. 614.

être portée à un haut degré, et constitue alors une véritable myopie.

Diminution de l'ouverture palpébrale. — Parfois le strabisme est accompagné d'une notable petitesse de l'ouverture palpébrale qui contraste singulièrement avec celle du côté sain. On doit sans doute attribuer cette complication au défaut d'exercice de la paupière supérieure, par suite du peu d'excitation de l'organe oculaire lui-même. Il arrive alors que la paupière devient paresseuse, et se rapproche de l'inférieure en diminuant un peu leur écartement, rapprochement d'ailleurs purement passif, analogue à l'occlusion des paupières durant le sommeil, et dû au relâchement du muscle élévateur de la paupière supérieure. Faisons observer toutefois que cette sorte d'atonie de la paupière supérieure n'est pas la même que la chute ou prolapsus de cette paupière (blépharoptose), due à la paralysie de son muscle élévateur, bien que cette affection puisse aussi compliquer le strabisme et même en être la cause. Dans la blépharoptose, en effet, il y a plus qu'atonie, il y a paralysie ; la paupière supérieure retombe, de son propre poids, sur l'inférieure, et c'est à peine si l'on peut entrevoir le globe de l'œil dans leur écartement, qui est de 3 à 6 millimètres.

Atrophie du globe oculaire. — Dans quelques cas, rares à la vérité, on observe une sorte d'atrophie du globe oculaire compliquant le strabisme, mais dans les cas où la contraction est très-prononcée ou affecte plusieurs muscles à la fois. Le bulbe est non-seulement plus petit qu'à l'ordinaire, mais éprouve un défaut de sphéricité proportionné à la contraction morbide, et offre aussi une dépression sur le côté qui correspond au muscle strabique. Comme le fait justement remarquer M. J. Guérin, cette dépression peut devenir plus considérable, si on provoque le redressement de l'œil, parce qu'alors l'écrasement opéré par le muscle rétracté est plus complet et proportionné aux efforts de redressement ; alors aussi, la partie centrale du bulbe, située entre les deux paupières, est plus bombée, bien que la masse totale soit plus petite. Cette atrophie, assez souvent inappréciable, faute d'attention, est quelquefois portée à un tel point, que l'œil est manifestement plus petit, et qu'il en résulte un contraste frappant entre les yeux. Nous avons un exemple rare et curieux de cette complication du strabisme chez un jeune homme de vingt-cinq ans dont l'œil affecté de strabisme était d'un tiers plus petit que l'autre, et l'iris, la cornée, proportionnés au volume du globe, aussi bien que l'ouverture palpébrale. Nous citerons plus loin cette observation intéressante.

Spasme oscillatoire et convulsif, nystagme. (Nystagmus bulbi.) — Dans quelques cas rares, le strabisme peut se compliquer d'un mouvement convulsif du globe de l'œil, que Boyer compare assez justement à une sorte de chorée de cet organe (1). Joseph Frank pense qu'il affecte en même temps les deux muscles obliques (2), et pourtant, sans aucun doute, il peut avoir son siége également dans les muscles droit interne et droit externe,

____

(1) Boyer, ouvrage cité, p. 624, t. 5º.
(2) J. Frank, Patholog. Int., p. 547, t. 3.ᵉ ; trad. franç.

et même dans ces quatre muscles à-la-fois. Ce mouvement est ordinairement latéral, et consiste en des oscillations alternatives de dehors en dedans, et de dedans en dehors, plus ou moins analogues aux mouvements oscillatoires d'une aiguille de pendule. L'espace que parcourt la cornée latéralement est de 3 à 6 millimètres au plus, selon la rapidité du mouvement, et d'autant plus grand que l'oscillation est moins rapide, et réciproquement. Ce spasme musculaire est continu ou intermittent, susceptible d'augmenter ou de diminuer, selon les passions qui agitent l'individu; il s'arrête quand celui-ci fixe attentivement un objet. Il est rare qu'il ne s'accompagne pas d'amblyopie amaurotique, ou tout au moins d'un certain degré d'asthénie visuelle. Que le strabisme soit simple ou double, le nystagme affecte aussi un seul ou les deux yeux, bien que, dans le strabisme double, il complique également et le plus souvent la difformité des deux yeux.

§ V. — DE LA DIVISION DES MUSCLES ORBITAIRES CHEZ LES ANIMAUX VIVANTS, ET DE QUELQUES EXPÉRIENCES PROPRES A ÉCLAIRER LA QUESTION DE LA CURE RADICALE DU STRABISME PAR LA SECTION MUSCULAIRE.

Ces expériences ont été entreprises en Angleterre, en Belgique et en France, et ont été faites sur des chiens, des lapins et des chevaux vivants. Nous allons en donner un résumé succinct, et y joindre quelques-unes qui nous sont propres.

1.º *Expériences de M. Daffin* (1).

1.ʳᵉ *Expérience.* — La division du muscle droit interne, sur un chien espagnol de taille moyenne, a produit un strabisme divergent ; mais, huit jours après, la division du droit externe n'a pas empêché la divergence de se maintenir, et n'a pas amené le redressement de l'œil, comme on devait s'y attendre ; sans doute parce que le muscle divisé s'était greffé trop en arrière.

2.ᵉ *Expérience.* — Section du droit externe sur un autre chien ; impossibilité de ramener l'œil en dedans.

3.ᵉ *Expérience.* — Section du muscle droit inférieur ; impossibilité de porter l'œil en bas ; le bulbe se maintient au milieu de l'ouverture palpébrale, et, trois jours après seulement, le muscle droit supérieur se contracte suffisamment pour attirer l'œil en haut sous la paupière supérieure.

4.ᵉ *Expérience.* — Division du droit supérieur ; impossibilité de porter l'œil en haut ; mais il n'est pas attiré en bas.

5.ᵉ *Expérience.* — Après la division des muscles droit supérieur, droit inférieur et droit interne, l'œil se maintient au centre de l'orbite, et deux jours après, version de l'organe en dehors et en haut.

6.ᵉ *Expérience.* — Division des quatre muscles droits, fixité de l'œil ; si on l'irrite, il se rétracte en arrière,

(1) Des Effets de la division de plusieurs muscles chez les animaux. — *London medical* Gazette, novembre 1840, et extrait dans : L'Expérience, n.º 11, p. 90, février 1840.

et se maintient dans l'axe normal, sous l'influence des deux obliques.

7.ᵉ *Expérience.* — Section du grand oblique ; aucun changement de position. — Section du droit interne, et le globe de l'œil est entraîné en dehors et en haut, en faisant une légère saillie en avant.

La même expérience, répétée une seconde fois, a donné le même résultat.

8.ᵉ *Expérience.* — Division du petit oblique et du droit interne ; l'œil est porté en dehors.

Cette dernière expérience, faite une seconde fois, produit le même résultat.

2.º *Expériences de M. Florent Cunier* (1).

De son côté, M. F. Cunier a excisé une portion d'un des muscles droits, et toujours il a produit un strabisme artificiel ; toutefois, la déviation était plus difficile en haut, et surtout en bas. Sur un lapin de grande taille, il a excisé une portion tendineuse et charnue du muscle droit externe, dans une étendue de 6 millim.; le strabisme convergent a été produit, et trente-neuf jours après, l'animal a été tué. La contorsion oculaire était assez prononcée et la cornée très-bombée. La dissection a montré : 1.º le muscle droit interne très-rétracté, et ayant plus de largeur à son ventre que le même muscle de l'œil sain ; 2.º sa longueur, de 7 millimètres moindre que celle du droit interne de l'œil opposé ; 3.º la portion du droit externe enlevée, remplacée par un

(1) F. Cunier. — *Loco citato*, p. 48 et suiv.

tissu fibreux ayant presque la largeur naturelle du muscle.

3.° *Expériences de M. Lucien Boyer* (1).

Trois chevaux ont servi à ces expériences.

Sur le premier cheval, le muscle grand oblique de l'œil droit, et le petit oblique de l'œil gauche ont été coupés ; sur le second cheval, le droit externe de l'œil droit, et les muscles grand oblique et droit supérieur de l'œil gauche ont été divisés ; immédiatement après la section, on a remarqué une forte rétraction des muscles divisés.

Dix jours après, les deux chevaux ont été abattus, et la dissection à démontré que les tendons des muscles divisés s'étaient regreffés au moyen d'une aponévrose de nouvelle formation, déjà résistante, et une fois au moyen d'un tronc celluleux qui fixait le muscle au globe de l'œil. Une autre fois, l'expansion aponévrotique nouvelle formait un faisceau arrondi, distant et très-dur.

Sur le troisième cheval, le muscle droit externe des deux yeux a été coupé, sur l'œil droit, tout près de sa portion charnue, et l'animal ayant été tué cinq jours après, on a trouvé une nouvelle adhérence très-postérieure, avec forte contraction du muscle divisé ; sur l'œil gauche, le droit externe ayant été coupé au milieu de sa portion tendineuse, où la section paraît moins nette, le

(1) Exp. de M. Lucien Boyer, communiquées à l'Académie royale de Médecine, séance du 12 janvier 1841, et Gaz. Méd., p. 46, n.° 3, t. 9.°, 1841.

muscle est bien moins rétracté, et l'adhérence existe également.

4.° *Expériences de l'auteur.*

Dans le but de vérifier les résultats des précédentes expériences, j'en ai répété quelques-unes, en y ajoutant de nouvelles, dont voici le résumé :

1.re *Expérience.* — Division, sur l'œil droit du premier cheval, du muscle droit inférieur; celui-ci se rétracte violemment et le bulbe se porte aussitôt en haut et en dedans sous la paupière supérieure.

2.e *Expérience.* — Quelques minutes après, section des muscles droit interne et grand oblique sur le même œil; l'organe se replace au milieu de l'ouverture palpébrale, mais ayant toujours un tiers de la cornée cachée par la paupière supérieure; le lendemain, l'œil était attiré en haut et en dehors, par l'action du droit supérieur, droit externe, et petit oblique.

3.e *Expérience.* — Sur l'œil gauche, section des quatre muscles droits; l'organe se jette brusquement en dedans après la section du droit externe, mais peu à peu le spasme des obliques cesse, et l'œil revient au milieu des paupières.

4.e *Expérience.* — Section du grand oblique, sur l'œil gauche du second cheval; le bulbe oculaire ne change pas de position, et si je l'irrite, il se porte convulsivement dans tous les sens et semble avoir conservé l'intégrité de tous ses mouvements, même dans le sens du muscle coupé.

5.e *Expérience.* — Quelques minutes après avoir laissé

l'œil se reposer, je fais la section du droit supérieur,
et l'œil se tourne convulsivement en bas sous la paupière inférieure, au point que l'on voit à peine le tiers
supérieur de la cornée : le lendemain, l'œil était en
partie remonté au milieu de l'ouverture palpébrale, ce
qui témoigne de la faiblesse relative de contraction du
muscle droit inférieur.

6.e *Expérience.* — Sur l'œil droit, division des quatre
muscles droits, fixité de l'œil.

7.e *Expérience.* — Division du grand oblique sur le
même œil, une demi-heure après la précédente expérience, et le bulbe se tourne brusquement en dehors
et en haut, ayant presque la totalité de la cornée cachée par la paupière supérieure.

Ces deux chevaux ont été abattus, l'un le quatrième,
l'autre le cinquième jour après l'opération, et comme
dans les expériences de MM. Cunier et L. Boyer, nous
avons trouvé, par la dissection, les muscles coupés
regreffés à 6, 9 et 12 millimètres, en arrière de
l'insertion primitive ; deux fois les muscles avaient
repris leur premier point d'attache. L'insertion nouvelle
des muscles avait lieu au moyen d'un tissu cellulo-
fibreux intermédiaire, de consistance variable ; et,
presque toujours, j'ai trouvé quelques adhérences celluleuses, faciles à déchirer, entre le muscle divisé et la
sclérotique, surtout quand j'avais eu soin de détruire
les adhérences normales avec la pointe mousse des ciseaux, avant de faire la division même du muscle.

Voici maintenant quelles sont les conclusions que
l'on peut tirer des expériences précédentes :

1.º Aussitôt après sa section, le muscle se rétracte sur lui-même.

2.º En se rétractant, il se raccourcit proportionnellement à sa force de contractilité, et augmente notablement d'épaisseur.

3.º Cette rétraction est plus ou moins marquée, selon que l'on a fait la section sur la partie charnue ou tendineuse, et toujours elle est plus prononcée dans le premier cas.

4.º La division d'un muscle (à l'état physiologique normal) entraîne une déviation de l'œil dans le sens opposé.

5.º Cette déviation opposée n'est pas toujours instantanée et n'a lieu quelquefois que 12, 20 ou 30 heures après la division du muscle.

6.º Après la section musculaire, l'œil ne peut exécuter de mouvement dans le sens du muscle coupé.

7.º L'extrémité coupée se sonde le plus souvent à 6, 9, ou 12 millimètres en arrière de l'insertion primitive; mais quelquefois au point d'attache normal lui-même.

8.º Parfois, l'insertion nouvelle peut se faire trop en arrière, de manière que la division même du muscle opposé ne puisse suffire à redresser l'œil.

9.º Le travail de cicatrisation sur la sclérotique se fait en fort peu de temps, ordinairement en deux ou trois jours.

10.º L'insertion nouvelle se fait au moyen d'un tissu cellulo-fibreux qui revêt ensuite les caractères d'une aponévrose solide et résistante.

11.º Cette même insertion nouvelle est prouvée et s'annonce par les nouveaux mouvements que peut exécuter l'œil dans le sens du muscle coupé.

12.º La section du seul muscle grand oblique n'a aucune influence marquée sur la position de l'œil.

13.º Privé de l'antagonisme du muscle grand oblique, le petit oblique peut combiner son action avec celle des muscles droits supérieur et externe pour porter l'œil en dehors et en haut.

14.º Le droit supérieur a plus de puissance pour entraîner l'œil en haut après la division du droit inférieur, que n'en a ce dernier muscle pour porter l'œil en bas, après la section du droit supérieur.

Anatomie pathologique.

En tenant compte des résultats consécutifs à la section musculaire chez les animaux, on arrive à constater que, sur les strabiques, la division des muscles de l'œil entraîne la rétraction de ceux-ci, et leur cicatrisation avec la sclérotique, dans de nouveaux rapports. Quant à ce qui se passe, après que le travail d'organisation a rétabli les choses à peu près dans l'état normal, voici ce que les faits ont appris jusqu'ici :

Sur quatre individus dont le strabisme avait récidivé, l'opération ayant été pratiquée une seconde fois, M. Phillips a trouvé une substance intermédiaire plus pâle que le muscle, ayant à peine 6 dix-millimètres d'épaisseur, et les deux bouts ressoudés par cette portion intermédiaire ; et le muscle lui-même avait contracté des adhérences solides sur toute la longueur de

la sclérotique , et des attaches nouvelles très-résis-
tantes (1).

M. Hewet a opéré d'un strabisme divergent un homme
de 30 ans ; la guérison a été prompte , mais bientôt
une pneumonie a enlevé le malade ; l'œil a été examiné
avec soin , et on a trouvé le muscle droit externe très-
fortement rétracté en arrière , mais toujours attaché au
globe oculaire par une bande très-résistante de tissu
cellulaire, ayant 9 millimètres de large et 18 de long ,
et attachée elle-même au bulbe à 6 millimètres environ
derrière l'insertion primitive (2).

M. Phillips parle aussi d'adhérences anormales et de
productions fibreuses ou cellulo-fibreuses qui passeraient
d'un muscle à l'autre , dans le strabisme ancien. Bien
que nous n'ayons pas eu occasion d'observer ces adhérences, nous en comprenons bien l'existence, surtout
dans le cas où le strabisme est dû à une blessure d'un
des muscles de l'œil , par un instrument tranchant ou
piquant , qui aurait déchiré le muscle et ses annexes (3).

Quant aux muscles eux-mêmes, ils subissent des modifications notables dans leur longueur, leur consistance,
leur texture, leur couleur, etc. ; la traction exagérée et
permanente à laquelle ils sont soumis, dit M. J. Guérin,

(1) Bulletin général de Thérapeutique, mars 1841 , et l'Expérience, p. 283 , 6 mai 1841.

(2) *London medical Gazette,* janvier 1841, et Dufresse, ouvrage cité , p. 68.

(3) Bull. Gén. de Thérapeut. , février 1841 , et Journal l'Expérience, p. 159, t. 7e.

est la condition qui détermine leur transformation : en
effet, un des caractères directs du strabisme mécanique et
fixe, est la transformation fibreuse des muscles rétractés, et
en même temps leur raccourcissement. Si, au contraire,
la contracture est violente et point fixe, le muscle acquiert, par l'exercice forcé, un surcroît de vie, et, en
même temps qu'il se colore plus en rouge, il acquiert aussi
plus de fermeté et devient plus volumineux; en un mot,
il s'hypertrophie. M. le docteur Simonin dit avoir trouvé,
sur le cadavre d'une petite fille âgée de 7 ans, le muscle
droit interne de l'œil très-charnu, très-rouge, et d'un volume *double* du droit interne du côté opposé. Des rensei-
gnements pris sur elle ont prouvé qu'elle avait été louche
pendant sa vie (1). Toutefois, l'état cadavérique pouvant
modifier la substance du muscle, il n'en serait pas toujours de même. Ainsi M. Bouvier, en faisant l'autopsie
d'une femme de 82 ans, morte à la Salpêtrière, et affectée
d'un strabisme divergent gauche, dès son enfance, a
trouvé le muscle droit externe flasque, et aussi long
que l'interne, bien qu'un peu plus tendu, lorsqu'on le
soulevait (2).

La condition de la transformation graisseuse est au
contraire l'état de relâchement et d'inertie des muscles.
On conçoit, en effet, que ceux de ces organes qui de-
meurent dans l'inaction perdent peu à peu leur contractilité; la nutrition y est moins active, ils deviennent pâles,
s'atrophient, et finissent par subir la dégénérescence

(1) Du Strabisme, in-8.º, p. 10. 1841.
(2) Gaz. Méd. de Paris, p. 46, t. 9ᵉ. 1841.

graisseuse. C'est ainsi que M. Baudens cite plusieurs cas où, après la section de quatre muscles, il les trouva complétement atrophiés, semblables à de petits rubans très-minces et à fibres jaunâtres. C'est aussi ce qui arrive aux muscles antagonistes des muscles paralysés, quand le strabisme est dû à la paralysie de la troisième ou de la sixième paire. Enfin, dans la rétraction active et fixe, le muscle antagoniste du muscle strabique peut aussi s'atrophier et passer successivement à l'état de ramollissement graisseux, par le fait même de l'allongement permanent auquel il est soumis, et de son état d'inertie. Disons pourtant que ces altérations musculaires sont rares.

CHAPITRE III.

TRAITEMENT DU STRABISME.

Le strabisme a de tout temps fixé l'attention des chirurgiens. Leurs efforts pour en obtenir la guérison ont été constants et toujours vains, ou à peu près : aussi avons-nous vu, dans ces derniers temps, le célèbre chirurgien de Montpellier, Delpech, et avec lui la plupart des chirurgiens modernes, regarder le strabisme comme incurable. Mais, tout récemment, une opinion nettement formulée sur la véritable cause efficiente de cette difformité, a donné occasion de songer à son traitement radical. Cette cause étant une contraction musculaire, comme nous l'avons dit, le seul moyen rationnel de la faire cesser, était de diviser le muscle contracté. Avant de décrire cette opération et d'en faire connaître les résultats, disons quelques mots de la cure spontanée possible du strabisme, et de son traitement ancien.

Peut-on espérer la cure spontanée du strabisme ?

Nous répondrons par l'affirmative, en faisant observer cependant que cela ne peut s'obtenir, ou du moins s'espérer, que dans des cas fort rares, c'est-à-dire quand le strabisme est très-peu prononcé, et presque à l'état rudimentaire, ou lorsqu'il est tout récent, et dans quelque cas où il est dû à une cause passagère. Nous en rapportons ici une observation assez remarquable, dont voici le résumé :

Observation. — Il s'agit d'un jeune homme de 14 ans, affecté depuis son enfance d'un strabisme convergent double, *peu prononcé ;* la vue s'affaiblit et la faiblesse se convertit bientôt en une véritable myopie. Aucun moyen thérapeutique ou orthopédique ne fut employé, et à l'âge de 9 ans, on s'est aperçu que le strabisme s'effaçait ; aujourd'hui, les deux yeux ont repris leur parallélisme normal, et la myopie reste avec une dilatation très-marquée des deux pupilles. Si on présente à ce jeune homme un objet, à la distance de 60 à 90 centimètres, les yeux conservent leur parallélisme ; mais si on éloigne cet objet, surtout s'il est inconnu, à deux mètres environ, on voit les yeux converger d'autant plus qu'on l'éloigne, et, si on le rapproche, les yeux se redressent graduellement et reprennent leur position centrale, à mesure que l'angle visuel devient plus obtus. Il y a donc eu ici cure spontanée du strabisme, toutefois avec un reste de faiblesse contractile des muscles droits externes, qui permet encore une convergence momentanée, due sans doute

à la myopie qui existe. J'ai conseillé l'usage de lunettes
de myopes, dont les verres concaves seront dépolis dans
le tiers interne, afin d'empêcher les rayons lumineux
d'arriver par ce côté, et de combattre cette tendance
qu'ont encore les yeux à converger.

Le docteur Beydler cite également un cas de cure
spontanée fort curieux : Un homme de trente ans devient
subitement louche de l'œil gauche, sous l'influence d'une
crainte excessive de paraître en justice. Il est acquitté,
et quinze jours après toute trace de déviation oculaire
avait disparu (1). En outre, lorsque la déviation de l'œil
sera consécutive à un accès de colère, à une hydrocéphale, toutes les fois enfin qu'il y aura compression de la
portion du cerveau qui donne origine aux nerfs moteurs
de l'œil, pour produire le strabisme, on pourra espérer
de voir celui-ci cesser avec la compression cérébrale.

Voici comment Buffon explique la cure spontanée du
strabisme : chez les enfants, dit-il, la vue est distincte à
12 centimètres environ : chez les adultes, elle n'est bien
nette qu'à 30, 45 et 60 centimètres, et chez quelques-
uns, même à 75 et 90 centimètres seulement. Or, pendant l'accroissement, la force des yeux, mesurée par
la longueur de l'angle visuel augmente graduellement ;
si donc cet angle visuel augmente encore, et que l'espace dans lequel s'exerce la vision, s'agrandit, l'inégalité de force des deux yeux devient moindre dans la
même proportion, et si elle se réduit à moins des trois
dixièmes, le strabisme doit cesser (2).

---

(1) Annales de la Société de Médecine de Gand, septembre 1840.
— Et l'Expérience, n.° 174, p. 282.

(2) Mém. sur le Strab., dans ses œuvres complètes, p. 146, t. 4°.

ARTICLE Ier.

TRAITEMENT ANCIEN.

Des moyens thérapeutiques.

Ceux qui ont vu dans le strabisme une affection rhumatismale des muscles de l'œil, ont employé les émissions sanguines, les vomitifs, les purgatifs, les eaux thermales, dit M. Gairal (1); ceux qui ont cru à un état paralytique, ont préconisé les vapeurs de benjoin, de résine, de succin, de café, d'alcool, de baume de fioraventi, le vésicatoire à la nuque; mais surtout l'électricité. M. Rognetta vante, en effet, beaucoup le galvanisme appliqué au muscle antagoniste du muscle affecté (2).

Le docteur Beydler cite l'observation d'une femme de trente-trois ans qui fut atteinte de strabisme convergent droit avec diplopie, à la suite de violents bourdonnements dans la tête. Des instillations de trois centigrammes de strychnine dans l'œil, par jour, n'amenèrent qu'une très-légère amélioration, et on n'obtint la guérison complète du strabisme et de la diplopie, qu'après six séances d'électricité, en soutirant, chaque fois, vingt ou trente étincelles de l'angle externe de l'œil (3).

M. Van-Roosbroeck a aussi publié une guérison, par

____

(1) *Loco citato*, p. 29.
(2) Traité des Maladies des Yeux, art. Strabisme.
(3) Annales de la Société de Médecine de Gand, septembre 1840; et l'Expérience, p. 282, octobre 1840.

l'électricité, d'un strabisme convergent, suite de la paralysie du muscle droit externe (1). Enfin, M. Cavarra, de Palerme, propose, de son côté, l'électro-puncture sur une des branches de la cinquième paire (la frontale, ou la maxillaire supérieure), et il dit avoir eu des succès fort remarquables dans des cas de ce genre (2).

Des moyens orthopédiques.

Malgré les quelques succès qu'on dit avoir eus des moyens précédents, l'oubli dans lequel ils sont tombés témoigne suffisamment de leur inefficacité et de leur impuissance. Aussi a-t-il fallu plus tard recourir à des moyens plus appropriés à la cause de cette affection; c'est ainsi que Buffon, d'après sa théorie de l'inégalité de force des deux yeux comme cause la plus commune du strabisme, a été conduit, pour en obtenir la guérison, à provoquer l'affaiblissement de l'œil sain et le plus fort en fortifiant l'œil dévié qui est le plus faible ; et dans ce but, il plaçait sur l'œil sain un bandeau qui obligeait l'œil louche à se redresser et à se fortifier, par l'exercice auquel il était forcé. Dans le même but, il faisait porter des lunettes dont le verre destiné à l'œil le plus fort était convexe pour l'affaiblir, et le verre de l'œil faible ou louche était concave, afin de le fortifier et de

(1) Archives de la Médecine belge. — Annales de la Société des Sciences médicales et naturelles de Bruxelles, cahier de novembre 1840. — Et Gaz. Méd., avril 1841.

(2) Journal hebdomadaire des progrès des Sciences médicales, n.º 10 , 1836.

le rendre égal à l'autre en force. M. Rognetta a joint au traitement de Buffon la lecture latérale, et dit avoir vu le strabisme disparaître en grande partie.

Verduc avait imaginé des miroirs en forme de besicles, inclinés à angle droit, de manière à réfléchir la lumière sur les yeux et à les obliger de s'y soustraire.

Wollaston recommandait un petit appareil de miroirs, placés sur les côtés de l'œil dévié, afin de forcer le malade à s'y regarder aussi souvent que possible.

Weller propose, pour le strabisme divergent, de coller une mouche de taffetas noir sur le nez, ou bien un petit appareil en carton, percé d'un trou ayant le diamètre de 3 centim., et surmonté en avant d'un entonnoir également en carton; on le place sur le front, de manière que l'ouverture inférieure de l'entonnoir corresponde à la racine du nez, et que les yeux cherchent à percevoir la lumière par ce seul point qui lui donne passage. Pour le strabisme convergent, il recommande tout simplement l'usage d'une large visière verte.

Il serait inutile de décrire ici avec détails une foule d'autres moyens, tels que le masque, les hémisphères, les tubes, dont l'usage est si incommode; les coquilles de noix, portées comme des lunettes et percées d'un trou central; les lunettes opaques dont le centre seul des verres est dépoli, de manière à forcer l'œil à ne recevoir la lumière que par ces deux petits points éclairés et durant un temps proportionné à l'ancienneté du strabisme; enfin, les emplâtres de couleur vive placées sur le nez ou la tempe, selon que le strabisme est divergent ou convergent, afin d'attirer continuellement l'œil affecté dans le sens opposé à sa déviation.

Tous ces moyens, comme on le voit, tendent à un même but, celui de faire exécuter une sorte de gymnastique oculaire, longtemps continuée, afin de vaincre la résistance des muscles affectés. Nous ne chercherons pas à critiquer la complication de quelques-uns de ces moyens, ni à faire ressortir l'inutilité de tous en général; le temps, le meilleur juge de toutes choses, s'est chargé de nous faire connaître sinon leur abandon complet, du moins leur insuffisance bien constatée dans la majorité des cas : ajoutons que, parfois, leur usage même, trop longtemps prolongé, pourrait avoir des inconvénients; et pour n'en citer qu'un seul exemple, nous dirons que M. Verhaeghe parle d'une jeune fille affectée d'un strabisme simple pour lequel tous les moyens connus avaient été employés sans succès, quand un médecin conseilla l'usage du bandeau sur l'œil sain pour exercer l'œil dévié; ce qui fut suivi durant cinq mois consécutifs. Mais au bout de ce temps on fut obligé de renoncer à ce moyen, fort innocent en apparence, parce que le strabisme, de simple *était devenu double* (1). En résumé, nous pensons, avec M. J. Guérin, « que quand on connaît » bien le fait de la rétraction musculaire en lui-même, » on comprend *l'insuffisance des moyens mécaniques,* » et la nécessité de moyens plus directement adaptés à » leur nature propre. »...etc. (2). Et ce que dit ici M. Guérin, à propos des luxations congéniales avec rétraction

(1) Verhaeghe, page 38, Mém. sur le Strabisme.

(2) Gaz. méd. de Paris, p. 146, n.° 10, 1841, Recherches sur les luxations congéniales.

musculaire, s'applique très-bien au strabisme, où le même phénomène réclame aussi un traitement plus approprié à la nature de cette difformité et à sa cure radicale, traitement qui consiste à faire la section du muscle affecté de rétraction, opération dont nous avons déjà fait mention, et à laquelle on a donné le nom de *strabotomie*.

ARTICLE II.

TRAITEMENT NOUVEAU PAR L'OPÉRATION.

§ Ier. — LA STRABOTOMIE EST-ELLE UNE OPÉRATION D'INVENTION MODERNE ?

Dans une note extraite par le docteur Ribail du Précis analytique des travaux de l'Académie de Rouen, pour l'année 1743, et dont lecture a été faite à la séance du 14 septembre 1841 de l'Académie royale de Médecine, ce chirurgien semble vouloir faire remonter au XVIIIe siècle l'invention de la strabotomie, et voici comment: dans un passage de ces mémoires, Lecat parle d'un charlatan qui opérait les louches, et raconte « qu'avec une » aiguille enfilée d'un fil de soie, il traversait la con- » jonctive, et, après avoir fixé l'œil de cette manière, » il divisait d'un coup de ciseaux le pli de la membrane » formé par l'anse du fil. On couvrait l'œil sain d'un » emplâtre, l'œil louche se redressait, et l'on criait au » miracle (1). »

(1) Gazette médicale, p. 606, n.º 38, t. 9º.

Nous ne pensons pas qu'il s'agisse en aucune façon de la strabotomie, ni de la cure radicale du strabisme, telle que nous la connaissons. L'excision d'un petit lambeau de conjonctive n'est point une section musculaire; et, certes, si le charlatan T...... eût coupé un muscle, Lecat n'aurait pas manqué d'en faire mention. Il n'y a donc là rien qui puisse être comparé à l'opération du strabisme. Quant au redressement de l'œil, qui ne sait qu'un œil louche se redresse, quand on ferme l'œil sain; l'emplâtre appliqué dans le cas cité est donc là pour nous rendre compte du prétendu miracle de T.....; enfin, comme l'a fait judicieusement observer M. Bouvier, il est évident que si l'opération en question avait été rationnelle et surtout couronnée de succès, elle serait restée dans le domaine de la chirurgie. Ainsi donc, la section musculaire pour guérir le strabisme est bien positivement une invention des temps modernes, et c'est d'elle qu'il va être question dans le reste de ce travail.

Historique de la Strabotomie.

Aujourd'hui, il faut le reconnaître, c'est à M. le docteur J. Guérin que doit être attribuée l'idée première de la cure possible du strabisme par la section musculaire. Établissant, en effet, que la déviation oculaire est le résultat de la rétraction des muscles de l'œil, comme conséquence naturelle de sa théorie générale des difformités articulaires du squelette, ce chirurgien proposa d'étendre la section musculaire à la cure des déviations de l'œil, sans avoir toutefois tenté cette opération, parce que, comme il le dit lui-même (1), il craignit les accidents inflammatoires consécutifs à l'action de l'air sur un organe délicat et aussi voisin du cerveau. Cette heureuse idée, qui n'avait plus besoin que d'être fécondée, ne pouvait demeurer stérile, lorsqu'en 1839, M. Stromeyer, chirurgien de Hanovre, formula, le premier, un procédé opératoire qu'il essaya sur le cadavre. Le docteur Pauli, de Landeau, connaissant le procédé indiqué par Stromeyer, voulut le tenter sur le vivant. Une jeune fille de quatorze ans, affectée d'un strabisme convergent double, se soumit à l'opération; mais l'impossibilité de maintenir les paupières ouvertes, jointe à l'agitation de la jeune patiente, fit échouer plusieurs tentatives, et l'opération ne put avoir lieu (2). A quelques jours de là, Dieffenbach (de Berlin) essaya, de son côté, l'opération sur le vivant, et réussit, en ayant recours à l'élévateur de Pellier et à un crochet mousse pour dilater les paupières. Les succès du professeur de Berlin se multiplièrent, et, au mois de février 1840, il en donna avis à l'Académie des Sciences de Paris, dans une lettre lue le 4 février, en séance publique, tandis que le docteur Verhaeghe, opéré du strabisme par Dieffenbach lui-même, écrivait, le 31 mars, une lettre qui fut insérée dans le cahier d'avril des Annales de la Société

(1) Lettre sur le traitement du strabisme par la section des muscles de l'œil, adressée à l'Académie des Sciences, le 29 juin 1840, et Gazette Médicale, juillet 1840.

(2) Schmidt's jahrbücher, octobre 1839, vol. 24.°, p. 351, et Annales de la médecine étrangère, 1839.

des Sciences naturelles de Bruges, p. 79. Dès lors, l'attention des chirurgiens fut attirée sur la nouvelle opération, et, le premier en France, M. J. Guérin y eut recours, mais par un procédé particulier (1). Dès le mois de juin 1840, il faisait connaître à l'Académie des Sciences quatre opérations de strabisme pratiquées par lui.

Si donc à M. J. Guérin revient l'honneur d'avoir eu l'idée de la cure possible du strabisme par la division du muscle contracté, à Stromeyer revient aussi celui d'avoir formulé un procédé opératoire, et à Dieffenbach la gloire d'avoir mis le premier à exécution, et avec succès, ce procédé sur le vivant.

Une fois les succès de Dieffenbach connus, plusieurs chirurgiens ont réclamé et prétendu avoir des titres de priorité; mais comme les prétentions de ces chirurgiens ne sont étayées d'aucune preuve authentique, nous ne parlerons que pour mémoire des réclamations de MM. Florent Cunier, Carron du Villards, Sammels (de Courtray), et Van-Roosbroeck (de Gand).

§ II. — MÉTHODES OPÉRATOIRES.

A peine connu, le procédé de Stromeyer a dû subir une foule de modifications importantes qui constituent des procédés particuliers à leurs auteurs; plus tard, enfin, une autre méthode a été signalée. C'est donc aux deux suivantes que l'on doit réduire les méthodes opératoires du strabisme, savoir : 1.º la *méthode ordinaire*, recom-

(1) Lettre citée, juin 1840.

mandée par Stromeyer, appelée aussi *méthode par dissection*, et la plus généralement adoptée jusqu'ici ; 2.º la méthode de M. J. Guérin, dite *méthode sous-conjonctivale*.

Avant de décrire chacune de ces méthodes, ainsi que les différents procédés qui s'y rattachent, nous dirons, une fois pour toutes, qu'il s'agira toujours du strabisme convergent, comme type le plus fréquent.

A. *Méthode par dissection ou de Stromeyer.*

Après avoir recommandé au malade de porter l'œil en dehors, le chirurgien enfonce une érigne fine dans le bord interne de la conjonctive oculaire, et la confie à un aide qui s'en sert pour tirer l'œil en dehors. La conjonctive ayant été ensuite soulevée par une pince, l'opérateur la divise avec un couteau à cataracte, la dissèque jusqu'à ce qu'il ait mis le muscle à découvert. Passant alors une spatule ou un stylet fin sous ce dernier, il le divise à l'aide de ciseaux courbes ou avec le couteau qui a servi à ouvrir la conjonctive (1).

Procédé de Dieffenbach.

Pendant quelque temps, le professeur de Berlin a eu recours au procédé de Stromeyer, et, après bien des modifications, il s'est arrêté au procédé suivant, tel que le décrit M. Verhaeghe, qui le lui a vu mettre en usage sur plus de trois cents louches (2).

(1) *Beitrage zur operative orthopœdie*, *Hanover*, et : Annales d'Oculistique de M. Fl. Cunier, tome 2ᵉ. Octobre 1839.

(2) Mém. cité, p. 42.

Après avoir dilaté les paupières, la supérieure avec l'élévateur de Pellier, l'inférieure avec un double crochet mousse, le chirurgien saisit la conjonctive, à 6 millimètres de la cornée, avec un crochet aigu qu'il confie à un aide; une autre érigne est passée dans le pli conjonctival et tenue de la main gauche; l'opérateur incise alors le pli entre les deux érignes avec des ciseaux courbes; puis, saisissant le muscle avec un crochet mousse, en fait la section avec les ciseaux courbes.

Ayant adopté le procédé de Dieffenbach, nous nous réservons d'y revenir avec plus de détails.

Procédé de M. Lucas (de Londres (1).

Les paupières étant préalablement écartées, M. Lucas fixe l'œil au moyen d'une érigne double, soulève la conjonctive avec des pinces carrées, l'incise et la dissèque avec un petit bistouri. Il passe ensuite un stylet sous le muscle et le divise avec des ciseaux, le plus près possible de son insertion scléroticale.

Procédé de M. Gairal (2).

C'est le même que celui de Dieffenbach, avec cette seule différence, que M. Gairal se sert, comme M. Lucas, d'une pince carrée pour saisir la conjonctive, et d'une érigne triple pour porter l'œil en dehors; enfin, il fait coucher son malade.

(1) *Medical Times*, 16 mai 1840; et Gazette des Hôpitaux, 23 mai 1840.

(2) Du Strabisme ou Vue Louche, in-12, p. 53, 1840.

Procédé de M. Roux.

M. Roux a employé le procédé de Stromeyer, sauf une petite cannelure qu'il a fait pratiquer à la spatule, pour conduire plus sûrement les ciseaux ou le bistouri que l'on engage sous le muscle.

Procédé de M. Simonin (1).

La paupière supérieure étant maintenue élevée à l'aide d'un tenaculum, et l'inférieure abaissée avec le doigt, l'opérateur implante une érigne dans la sclérotique, afin de porter l'œil en dehors, et tâche d'émousser la sensibilité de l'organe, en passant légèrement le doigt dessus. Saisissant ensuite la conjonctive avec des pinces et en dedans de l'érigne, M. Simonin l'incise avec le couteau à cataracte de Wenzel, et la décolle de ses adhérences au bulbe avec le même couteau, émoussé à sa pointe et sur ses deux côtés. Il passe alors un crochet mousse sous le muscle, le soulève et le coupe avec les ciseaux mousses.

Procédé de M. Florent Cunier (2).

Ce chirurgien s'assied devant le malade, et, après avoir bandé l'œil sain, se sert de l'élévateur de Pellier et d'un simple crochet mousse pour dilater les paupières, et quelquefois même du speculum de Lusardi. Un second aide fixe le globe avec une double érigne aiguë; puis, soulevant la conjonctive avec des pinces à dents de rat,

(1) Du Strabisme, p. 15, 1841.
(2) Sur la Myotomie appliquée au traitement du strabisme, p. 18, in-8.º, 1841, Bruxelles.

la divise avec un couteau à cataracte ou un petit bistouri, à 15 millim. de la cornée, en formant une plaie semi-lunaire. Ensuite, le lambeau interne est disséqué jusqu'au niveau de l'insertion musculaire ; puis, passant sous celle-ci la branche boutonnée des ciseaux courbes, l'opérateur la divise d'un seul coup.

Procédé de M. Sédillot (1).

Le malade étant couché, M. Sédillot dilate les paupières comme Dieffenbach, et fixe le globe avec une érigne trifurquée, dont les trois crochets présentent chacun, à 12 dix-millimètres de leur pointe, un petit renflement globuleux, destiné à les empêcher de pénétrer trop dans la sclérotique. Il soulève alors la conjonctive avec des pinces, la dissèque avec des ciseaux courbes, jusqu'au muscle, et après avoir engagé sous ce dernier la spatule cannelée de M. Roux, en fait la section avec les ciseaux.

Procédé de M. Liston.

C'est le procédé de Dieffenbach, sauf la différence suivante : M. Liston n'a recours qu'à un seul aide pour maintenir les paupières écartées. Cet aide relève la paupière supérieure avec le doigt, tandis que lui-même abaisse l'inférieure de la main gauche. Il saisit ensuite, de la main droite, le pli oculo-palpébral vers l'angle interne de l'œil avec des pinces plates à ressort et à pression qui, abandonnées à elles-mêmes, maintiennent par leur

(1) Gazette des Hôpitaux, septembre 1840, et Journal l'Expérience, p. 288, t. 6.º, 1840.

propre poids le renversement de la paupière inférieure,
ce qui permet, dit-il, de faire l'opération librement.

Procédé de M. Amussat.

Les deux paupières sont écartées, chacune avec un
double crochet mousse, et le malade assis sur un fau-
teuil, la tête appuyée sur le dossier. Un aide, chargé
ici du rôle principal de l'opération, se place derrière le
malade et saisit la conjonctive, entre la cornée et la caroncule lacrymale, avec des pinces à dents aiguës. L'o-
pérateur dissèque cette membrane avec des ciseaux droits
mousses, jusqu'au niveau de l'insertion du muscle, passe
ensuite un crochet mousse à écartement, le soulève et
en opère la section avec les ciseaux.

Procédé de M. Phillips (de Liége).

Un aide placé derrière le malade se sert de l'élévateur
de Pellier, tenu de la main droite, pour dilater la paupière supérieure, et, de la main gauche, abaisse l'inférieure avec un double crochet mousse. Saisissant la conjonctive, comme Dieffenbach, avec deux érignes, M.
Phillips en confie une à un aide et garde l'autre ; et, coupant en travers le lambeau de membrane muqueuse qui
a été soulevé, il pénètre dans l'orbite par cette ouverture. Dans un autre temps, il introduit le crochet mousse
derrière le bord supérieur du muscle, et tire un peu en
avant pour le charger et le faire saillir. Puis l'extrémité
des ciseaux est portée sous le muscle, pour détruire les
adhérences celluleuses et l'isoler entièrement du globe,
et, en dernier lieu, il est divisé avec les ciseaux (1).

(1) Nouvelles Recherches sur le Strabisme, p. 28, in-8.º, 1841.

Ce procédé, décrit dans le second travail de M. Phillips, et tel que nous le lui avons vu pratiquer durant notre séjour à Paris, diffère par quelques modifications de celui qui a été publié dans son premier mémoire (1), et dans lequel il se servait d'un bistouri pour ouvrir la conjonctive, et d'une curette pour détacher le muscle, dans toute sa longueur, des brides celluleuses qui l'unissent au globe.

Procédé de M. Ferrall (2).

L'auteur exécute ce procédé en deux temps :

Dans le premier, le patient étant couché sur un sopha, un aide relève la paupière supérieure avec un speculum, et un second aide se charge d'abaisser l'inférieure avec le doigt indicateur. Une petite érigne double très-fine sert à déprimer en dedans la caroncule lacrymale, et aucun moyen n'est employé pour porter l'œil en dehors. M. Ferrall se sert alors de pinces pour saisir et soulever la conjonctive à quelques millim. de la cornée, et la divise avec des ciseaux angulaires. Ici se termine le premier temps, pendant lequel l'œil se repose.

Au second temps, les paupières sont de nouveau dilatées, et l'opérateur, engageant une petite érigne mousse dans la plaie, la porte derrière le muscle et ramène le tendon de celui-ci, sous lequel il passe une branche des ciseaux pour le diviser.

(1) Du Strabisme, p. 15. (1.er mém.)
(2) *The Dublin Medical press*, 2 septembre 1840, et Gazette des Hôpitaux, 17 septembre 1840.

Procédé de M. Sichel (1).

Comme M. Ferrall, l'auteur exécute son opération en deux temps. Dans le premier, il accroche avec l'érigne de Richter la conjonctive oculaire, un peu plus bas que l'insertion du muscle, à environ 2 millimètres en dehors de la membrane semi-lunaire; alors, la muqueuse soulevée est trouée d'un coup de ciseaux dans une très-petite étendue; on glisse les ciseaux dans cette ouverture et on dissèque la muqueuse jusqu'à l'insertion du muscle, puis on fait laver l'œil. Dans le second temps, la paupière inférieure est abaissée par un aide, la supérieure restant libre, et le crochet mousse passé derrière le muscle le ramène en avant; enfin, les ciseaux le divisent d'un seul coup.

Procédé de M. Velpeau (2).

Pour écarter les paupières, M. Velpeau applique les instruments dilatateurs sur leur bord cutané, à 3 millim. en dehors de l'implantation des cils, afin d'épargner, dit-il, une gêne excessive au malade. Une érigne double à crochets aigus courts est enfoncée légèrement dans la conjonctive et la sclérotique, et confiée à un aide qui tire et maintient l'œil en dehors. Une seconde érigne simple est portée au-dessus du muscle, en contournant le globe d'abord horizontalement; ensuite, par un mou-

(1) Extrait du Traité du Strabisme et Bégaiement, par Dufresse-Chassaigne, p. 48, in-8.º, 1841.

(2) Journal de Médecine et Chirurgie pratiques, octobre 1840, et Gazette des Hôpitaux, 19 janvier 1841.

vement de bascule de bas en haut, elle est abaissée verticalement et en arrière du muscle, et amène celui-ci recouvert de la conjonctive en forme d'anse; puis, au moyen
d'un petit bistouri étroit et en forme de serpette, glissé
entre l'œil et l'érigne tenue de la main gauche, M. Velpeau fait la section du muscle et de la conjonctive en une
seule incision proportionnée à la largeur du muscle, en re-
tiran tl'instrument de haut en bas et d'arrière en avant.

Procédé de M. Baudens.

Le malade étant assis, les paupières écartées par l'élévateur de Pellier et l'abaisseur de Dieffenbach, M. Baudens, tenant de la main droite (si c'est l'œil gauche que
l'on opère), et comme une plume à écrire, une forte
érigne aiguë à large crochet, et profitant du moment où
le malade porte l'œil en dehors, l'enfonce d'un coup sec
dans l'angle de réflexion oculo-palpébrale de la conjonctive, au niveau du muscle droit interne. Dans ce mouvement, l'opérateur saisit, en même temps que la conjonctive, l'attache antérieure du muscle strabique, qui se
dessine alors en formant une véritable corde, et confie
l'érigne à un aide. Engageant ensuite sous cette corde
musculaire la pointe d'un petit bistouri à double cour-
bure sur le tranchant et sur le plat, il le fait cheminer
de bas en haut et d'arrière en avant, en relevant sa
pointe, et le retire en coupant la conjonctive et une grande
partie de l'insertion antérieure du muscle. Après cela,
l'opérateur soulève avec son crochet-bistouri les angles
de la plaie, qu'il débride avec les ciseaux courbes, recherche s'il n'est échappé aucune fibre, et termine en
excisant les lambeaux flottants de la conjonctive.

Ce procédé, dont M. Baudens a donné la description dans son ouvrage (1), et tel que nous le lui avons vu pratiquer sur plus de 450 louches, a été quelque peu modifié sur le premier procédé qu'il avait décrit dans sa leçon publiée en novembre dernier (2).

B. *Procédé de M. Jules Guérin, ou Méthode sous-conjonctivale.*

Dans le but de généraliser la méthode des sections sous-cutanées et de l'appliquer à la myotomie oculaire, M. J. Guérin a imaginé le procédé suivant:

« Le sujet est couché horizontalement et la tête fixée. Les paupières étant maintenues écartées, et le globe oculaire attiré en avant et un peu sur le côté, au moyen d'une érigne, j'enfonce perpendiculairement dans l'angle interne ou externe de l'œil, suivant le muscle à diviser, et sur le côté de ce dernier, un petit instrument convexe sur le tranchant et doublement coudé sur sa tige. La lame de l'instrument ayant pénétré de toute sa longueur (15 millimètres environ), je la relève horizontalement, en la faisant glisser entre le globe et la face correspondante du muscle. Dans un troisième temps, je présente le tranchant convexe de l'instrument à la face interne du muscle, et je divise celui-ci de dedans en dehors, c'est-à-dire du globe oculaire à la paroi de l'orbite. Le globe étant attiré en avant et un peu sur le côté, c'est-à-dire dans la direc-

(1) Leçons sur le Strabisme et le Bégaiement, p. 24 et 79, in-8.°, Paris.

(2) Gazette des Hôpitaux, 26 novembre 1840.

tion même du muscle à diviser, produit la tension de ce
dernier, et facilite l'action de l'instrument tranchant. La
section s'annonce par un bruit de craquement, le senti-
ment d'une résistance vaincue et par un petit mouvement
du globe de l'œil qui cède dans le sens de la traction.
L'instrument est retiré par la petite ouverture d'entrée,
et il n'y a aucune apparence de plaie extérieure (1). »

Procédé de M. Andrieux (2).

Le docteur Andrieux pratique différemment la section
sous-conjonctivale du muscle contracté. Une érigne double fixée dans la sclérotique sert à tirer le bulbe oculaire
en dehors le plus possible ; l'opérateur engage alors sous
le muscle un petit bistouri très-étroit et pointu, en forme
de crochet, dont le dos est arrondi et la concavité tran-
chante. A mesure que cet instrument pénètre entre le
globe de l'œil et le muscle, il opère la division de ce
dernier, en faisant à la conjonctive une petite plaie.

Procédé de M. Doubovitzki (3).

Le malade étant couché, un aide écarte les paupières
avec les refouleurs de M. Guérin ; une érigne double
implantée dans la conjonctive, à 9 millim. de la cor-

---

(1) **Lettre à l'Académie des Sciences.** — Nouveau Procédé pour
la section sous-conjonctivale des muscles de l'œil dans le traitement
du strabisme. — Insérée dans le numéro 44 Gaz. Méd. de Paris, p.
693 , octobre 1840.

(2) **Gazette des Hôpitaux**, 22 septembre 1840.

(3) **Gazette des Hôpitaux**, janvier 1841 , et l'Expérience, février
1841 , p. 91.

née, sert à porter l'œil dans le sens opposé au strabisme, et est confiée à un aide. Le chirurgien fait à la conjonctive une piqûre avec un petit bistouri pointu à double tranchant, et introduit par cette ouverture un instrument terminé par un demi-tour de spirale semblable à un tire-bouchon, en forme de crochet, à pointe mousse, coudé sur sa tige, à angle ouvert, et tranchant sur la concavité du crochet seulement. Une fois la pointe mousse introduite par un petit mouvement de rotation, on appuie légèrement cette pointe sur la sclérotique au-dessus du muscle; et, en imprimant un mouvement de rotation sur son axe à l'instrument, dont le crochet passe alors entre le globe et le muscle, on accroche celui-ci et on le divise en retirant l'instrument, puis on recherche s'il n'y a rien d'échappé, et on le retire par la même ouverture.

§ III. — APPRÉCIATION.

N'ayant tenté que sur le cadavre le procédé qu'il recommande, il n'est pas étonnant que Stromeyer ait omis d'indiquer aucun moyen de maintenir les paupières écartées; aussi, le docteur Pauli a-t-il échoué par la même cause sur le vivant. Il était donc réservé à Dieffenbach d'indiquer ce qui avait été oublié, de tout prévoir et de modifier de telle sorte le procédé du chirurgien de Hanovre, qu'il est devenu un procédé propre à son auteur, et qui a ensuite servi de base et de modèle à tous ceux qui ont été conçus plus tard. Facile à pratiquer, exempt de danger, et réunissant tous les avantages de sûreté et de promptitude d'exécution, nous avons adopté le procédé de Dieffenbach, qui nous semble devoir rester désormais, comme préférable aux autres.

Les pinces à ressort qu'emploie M. Liston pour tenir la paupière inférieure abaissée, sont un instrument fatigant pour le malade et douloureux par son poids et le tiraillement qu'il fait éprouver à la conjonctive. Il est vrai que, pour M. Liston, cet instrument tient lieu d'un aide; mais, même avec cet avantage fort peu important, n'est-il pas évident qu'un seul aide ne peut suffire à maintenir la paupière supérieure élevée, et à contenir en même temps les mains du malade, surtout si c'est un enfant?

Le plus grand inconvénient et le seul, du procédé de M. Amussat, est de laisser à un aide le rôle principal, parce que, pour cela, il faut que celui-ci soit habitué à l'opération, et il est rare que l'on puisse toujours trouver à sa disposition un aide assez entendu qui puisse s'acquitter convenablement de cette partie de l'opération.

En exécutant l'opération en deux temps, pour laisser reposer l'œil dans l'intervalle, MM. Ferrall et Sichel la prolongent inutilement, ce qui fatigue aussi davantage l'œil, en faisant écarter les paupières une seconde fois. Nous ne voyons pas non plus la nécessité de déprimer en dedans la caroncule lacrymale qui ne gêne nullement durant l'opération, puisque on agit assez loin d'elle pour ne pas la léser. Nous croyons enfin que c'est un tort de ne pas fixer l'œil, puisque, sans cette utile précaution, les mouvements spasmodiques peuvent survenir, amener de la lenteur dans l'opération, et même la suspendre.

Le procédé de M. Baudens est d'une exécution difficile, je dirais même dangereuse; il n'est point aisé de saisir la tête du muscle sans accrocher quelques fibres de la sclérotique, et même de la traverser; on comprend, dès-lors, qu'en relevant la pointe de l'érigne, on puisse ramener avec le muscle une portion de la sclérotique; nous ajouterons même qu'en exécutant ce procédé sur le cadavre, pour nous y exercer, il nous est arrivé une fois de saisir ainsi quelques fibres de la sclérotique; et, en faisant la section du muscle, nous avions en même temps ouvert le globe oculaire. Le crochet-bistouri ne nous semble pas fort avantageux: car M. Baudens lui-même ne s'en sert que dans des cas très-rares, lorsqu'il faut faire la section du muscle grand oblique dans les cas où l'œil est petit et très-enfoncé dans l'orbite; et, d'ailleurs, pour diviser le muscle à cette profondeur, l'instrument doit agir en sciant, ce qui exerce un tiraillement qui ne laisse pas que d'être fort douloureux pour le patient. Quant au bistouri courbe qu'il introduit sous la corde musculaire pour la diviser, on conçoit que le moindre mouvement du malade, surtout chez des enfants qui sont indociles et s'agitent beaucoup, peut faire ouvrir le globe de l'œil. Du reste, M. Baudens s'est chargé lui-même de reconnaître le dangereux emploi de son bistouri, puisqu'il conseille les ciseaux aux chirurgiens peu exercés.

Faire à la conjonctive une plaie assez étroite pour empêcher l'introduction de l'air et prévenir, par là, toute espèce d'inflammation, comme dans les plaies sous-cutanées, tel a été le principal but de la méthode sous-conjonctivale; mais, pour tous ceux qui ont vu des louches opérés par la méthode par dissection, ou qui ont fait eux-mêmes l'opération par ce procédé, n'est-il pas évident, et n'est-ce pas un fait prouvé aujourd'hui, que l'innocuité de l'action de l'air sur la plaie conjonctivale et sur la sclérotique ? D'autre part, en agissant dans une si petite plaie, où le chirurgien ne voit pas ce qu'il fait, n'est-il pas plus facile que dans la méthode ordinaire, de laisser échapper quelque fibre musculaire ou celluleuse, qui, en retenant le globe, facilitera la réunion des bouts coupés du muscle, et deviendra ainsi une cause de récidive ? D'un autre côté, pendant l'opération, cette petite ouverture, en retenant le sang épanché sous la conjonctive, facilitera son infiltration dans les mailles du tissu cellulaire si lâche qui double les paupières et le globe de l'œil, d'où résulte une vaste ecchymose dont la résorption est toujours fort longue et fort incommode pour certaines personnes.

Si le muscle a deux divisions, ainsi que cela peut se rencontrer, comment apprécier cette anomalie ? Et comment s'y prendre, je le demande, pour aller chercher en arrière, et quelquefois assez profondément, la seconde digitation du muscle avec le crochet, à travers une simple ponction de la conjonctive ? Enfin, si le muscle grand oblique ou le petit oblique, qui sont plus profondément situés dans l'orbite, sont aussi contractés et qu'il faille les diviser, il est également impossible d'aller à leur recherche par une si petite ouverture; c'est ce qu'a reconnu à la fin M. J. Guérin, puisque, tout récemment, il admet que, dans ces cas, ainsi que pour la section des muscles droit supérieur et droit inférieur, il est nécessaire de faire une sorte d'opération *par dis-*

section. Ajoutons encore aux inconvénients que nous avons signalés, l'impossibilité non moins évidente de replacer sur la petite plaie le lambeau de la conjonctive, et de l'y maintenir, puisqu'il suffit de quelques mouvements de l'œil et du frottement des paupières pour le déplacer et faciliter l'accès de l'air, que l'on veut éviter dans cette méthode. La recommandation de l'auteur, si elle était possible, ne serait donc tout au moins qu'un excès de précaution, dit M. Cunier, qui avait adopté cette méthode sous-conjonctivale, et qui l'a abandonnée, quand il a fallu l'exécuter sur le vivant, et qu'il en a reconnu les inconvénients (1).

Telles étaient les réflexions que nous avait suggérées la méthode sous-conjonctivale, quand nous avons pris connaissance d'un mémoire récemment publié dans la *Gazette Médicale* (2). Son auteur, M. le docteur J. Guérin, tout en critiquant d'un côté la méthode ordinaire ou par dissection, mentionne, d'un autre, nombre d'avantages immédiats et consécutifs qu'aurait la méthode sous-conjonctivale; et, entre autres, il cite les avantages suivants: 1.º D'être moins longue, moins pénible, et moins douloureuse que la méthode ordinaire; 2.º de ne donner lieu, *chez aucun des opérés, à la déviation opposée au strabisme primitif.*

Pour preuve du contraire, nous ne voulons citer que l'observation suivante:

Observation. — Strabisme convergent double, section

---

(1) Florent Cunier, p. 107, *loco citato.*

(2) Gazette Médicale de Paris, p. 686, n.° 43; octobre 1841.

du muscle droit interne des deux yeux par la méthode sous-conjonctivale; après cette double opération, déviation en dehors très-prononcée de l'œil gauche, et commencement de divergence de l'œil droit. — Section du muscle droit externe de l'œil gauche par la méthode ordinaire, guérison et parallélisme des deux yeux, 15 jours après.

M. J. Glennie, étudiant en droit, âgé de 21 ans, a été affecté de strabisme convergent de l'œil gauche, dans l'enfance et par suite de convulsions; quelques années plus tard, l'œil droit s'est aussi dévié sympathiquement en dedans, mais moins que le gauche, et jouissant d'une grande mobilité dans tous les sens. Les yeux sont enfoncés dans l'orbite; mais point de vue double, ni dilatation de la pupille. — Le 18 février 1841, les deux yeux furent opérés le même jour et dans la même séance: le malade étant couché, les deux muscles droits internes furent divisés d'après la méthode sous-conjonctivale, par M. J. Guérin lui-même. Il s'ensuivit un peu de réaction fébrile pendant trois jours, et une vaste ecchymose qui occupait la peau des paupières en haut et en bas, à 4 centimètres autour des yeux. Quelques jours après, il survint de la diplopie, et l'œil gauche commença à se porter en dehors; quelques semaines plus tard, et malgré l'usage de lunettes à verres dépolis en dehors dans leur tiers externe, ce même œil *se dévia complétement dans l'angle externe*, et l'œil droit lui-même, bien redressé après l'opération, commençait à s'incliner en dehors; je perdis alors ce jeune homme de vue pour le revoir seulement au mois d'octobre dernier. Alors je trouve l'œil droit un peu dévié vers l'angle externe, et l'œil gauche complétement caché par la commissure externe des paupières. De plus, les mouvements en dedans de l'œil gauche sont impossibles, si le malade veut loucher volontairement dans l'angle interne. Ce même œil a conservé sa diplopie, et la vue y est plus faible; et c'est sans doute à cette faiblesse qu'il faut attribuer sa divergence plus prononcée que celle de l'œil droit qui a dû faire des efforts continuels pour se maintenir au centre de l'orbite. — Le 16 octobre, section du droit externe de l'œil gauche, et débridement de la tunique fibreuse en haut et en bas : l'œil reprend aussitôt sa position centrale au milieu de l'ouverture palpébrale; mais l'œil droit reste légèrement dévié en dehors. Pour tout traitement, je prescris à M. Glennie de se laver l'œil avec de l'eau froide. Immédiatement après l'opération, ce jeune homme nous dit n'avoir éprouvé qu'une légère douleur *qui ne saurait être comparée à celle de la première opération :* l'œil s'ouvre bien, et il n'y a aucune ecchymose sous les paupières. Dès le troisième jour, je fais porter à notre opéré des lunettes dont le verre gauche était dépoli en dehors et en dedans, et le tiers moyen seul transparent, afin que l'œil pût se maintenir dans sa rectitude. Le verre droit était dépoli dans les deux tiers externes et le tiers interne seul transparent, afin d'exciter l'œil de ce côté à converger. En effet, quinze jours après l'usage des lunettes, ainsi disposées, l'œil droit avait repris sa position normale, et les deux yeux étaient dans un parallélisme parfait qu'ils ont conservé depuis. Il n'y a pas eu de bourgeon de cicatrisation.

En publiant son mémoire, dont nous avons parlé plus haut, M. Guérin n'avait sans doute pas eu connaissance de la divergence double survenue chez son opéré, et peut-être bien y en a-t-il d'autres du même genre qu'il ignore. Il n'en est pas moins vrai cependant que l'observation de M. Glennie mérite quelque attention, puisque ce jeune homme avoue avoir beaucoup plus souffert par la méthode sous-conjonctivale que par la méthode par dissection, telle que nous la lui avons pratiquée. En second lieu, cette observation nous démontre aussi que la méthode sous-conjonctivale peut quelquefois donner lieu à une déviation opposée au strabisme primitif, tout comme l'autre méthode.

Il suffit de lire la description du procédé sous-conjonctival de M. Andrieux pour le condamner comme dangereux; et, en effet, si son exécution est prompte et facile sur le cadavre, combien n'est-il pas à redouter que, sur le vivant, le moindre mouvement du malade ne fasse vider l'œil, alors que la pointe du bistouri est engagée entre le muscle et le globe.

La méthode sous-conjonctivale n'a donc, en réalité, que le seul avantage de ne pas donner, peut-être aussi souvent, origine aux bourgeons charnus de cicatrisation. M. J. Guérin n'a vu ce bourgeon survenir que chez un dixième de ses opérés, et nous, une fois sur sept, ce qui n'établit qu'une faible différence en faveur de la méthode sous-conjonctivale.

Bien que tout d'abord il paraisse peu important de faire asseoir ou coucher le malade pour l'opérer, nous dirons qu'il nous semble préférable de le faire asseoir,

parce que cette position n'a pas l'inconvénient de faciliter l'infiltration du sang sous la conjonctive et dans
le tissu cellulaire des paupières, ce qui est inévitable
quand on opère le malade couché, comme le font MM.
Ferrall, Guérin, Sédillot, Gairal, etc., etc.

L'usage d'une érigne à crochets aigus, implantée dans
la conjonctive et la sclérotique, pour fixer le globe
de l'œil, n'est pas sans danger, surtout quand cet instrument est confié à un aide maladroit qui ne sait pas
s'en servir et qui peut déchirer la sclérotique et léser
la cornée. Nous en dirons autant de l'aiguille à cataracte qu'un chirurgien n'a pas craint de conseiller pour
le même but ; nous devons ajouter pourtant que cette
recommandation, aussi imprudente que dangereuse, n'a
pas trouvé d'imitateur. Loin de nous cependant la pensée
de faire rejeter l'érigne pour fixer l'œil, car nous en
trouvons une heureuse modification dans l'érigne triple
à renflements de M. Sédillot, qui a l'avantage de ne
pas pouvoir pénétrer trop dans l'épaisseur de la sclérotique, et de ne pas la traverser. Toutefois, nous
nous servons de cet instrument le plus rarement possible.

Dans le but de tenir les paupières écartées, et pour
remplacer l'élévateur de Pellier et l'abaisseur de Dieffenbach par un seul instrument, plusieurs chirurgiens
ont inventé des blépharostats de différents modèles, qui
ont pour usage d'exercer une certaine pression sur les
paupières, et, en se dilatant, de refouler celles-ci en
haut et en bas derrière le globe oculaire, de manière à
le faire saillir et à le maintenir fixe, ainsi que les pau-

pières. La plupart de ceux qui ont fait usage de ces instruments les ont abandonnés pour leur avoir reconnu
plusieurs inconvénients, tel que celui de laisser glisser
les paupières, pour peu qu'elles soient humides de lar-
mes et que le malade fasse des efforts pour s'en débarrasser, en contractant les muscles de la face, et surtout
le muscle orbiculaire palpébral. Et d'ailleurs, pour que
le blépharostat pût être fixé solidement, il faudrait que
la pression qu'il exerce fût assez forte ; mais il est facile de comprendre que cette région ne saurait permettre
une compression quelque peu forte, sans qu'il en résultât
une vive douleur pour le patient. Un autre inconvénient
du blépharostat est de ne pouvoir permettre la section que
des muscles droits interne et externe, puisque en comprimant ainsi les paupières sur l'œil, il devient impossible
d'engager le crochet mousse entre elles et le globe pour
aller à la recherche des muscles droits supérieur et inférieur, ainsi que des muscles obliques, qui sont encore
plus profondément situés dans l'orbite. Le seul avantage
que peut avoir l'emploi du blépharostat serait donc de
déterminer peut-être un peu moins de gêne pour le malade; mais si l'on songe combien est courte l'opération ,
on verra que cet avantage ne compense pas les inconvénients que nous venons de signaler ; aussi lui préférons-
nous l'élévateur de Pellier et l'abaisseur de Dieffenbach.

§ IV. — PROCÉDÉ OPÉRATOIRE D'APRÈS DIEFFENBACH.

Appareil instrumental.

Avant de parler du mode opératoire de Dieffenbach ,

que nous avons adopté et que nous allons décrire avec quelques détails, nous ferons connaître les instruments nécessaires à son exécution ; ce sont :

1.º Un élévateur de Pellier, pour tenir la paupière supérieure suffisamment écartée de l'inférieure ;

2.º Un abaisseur de la paupière inférieure, qui consiste en une triple érigne mousse, dont les trois crochets sont réunis à leur extrémité par une petite tige transversale arrondie.

Ces deux instruments ont, sur les blépharostats élastiques, l'avantage de produire une dilatation qui peut être graduée à volonté, et de donner, entre les paupières et le globe oculaire, un écartement suffisant pour passer le crochet mousse entre eux et aller à la recherche des muscles obliques, et droits supérieur et inférieur, quand il faut faire leur section.

3.º Deux petites érignes aiguës destinées à saisir la conjonctive et à fixer le globe.

4.º Des ciseaux courbés sur le plat, pour ouvrir, disséquer la conjonctive et diviser les muscles. Les pointes de ces ciseaux doivent être bien émoussées et bien arrondies, afin de glisser sur la sclérotique sans la blesser.

A l'exemple de M. Phillips, nous avons fait adapter la pince porte-éponge ordinaire à nos ciseaux, avec cette différence, cependant, que le porte-éponge, pour ce chirurgien, est ajusté au manche de l'un des ciseaux, au moyen d'une petite tige de fer à pression, tandis que nous avons simplifié cette heureuse modification, en faisant tout simplement visser le talon du porte-éponge dans un trou à vis pratiqué sur l'extrémité arrondie de l'un des anneaux. Ces ciseaux porte-éponge ont l'avantage inappréciable de permettre à l'opérateur de se passer d'un aide pour éponger la plaie, puisqu'il lui suffit de retourner la main pour le faire lui-même.

5.º Un crochet pour aller à la recherche du muscle strabique. Ce n'est autre qu'une forte érigne mousse, terminée par une extrémité en olive et légèrement aplatie en bec de canne, afin qu'il puisse mieux ramasser les fibres musculaires ou celluleuses qui pourraient échapper une première fois à l'instrument.

6.º Des pinces à dissection très-fines, pour saisir les franges muqueuses qui restent après l'opération, ainsi que l'insertion tendineuse du muscle, quand celui-ci n'a pas été coupé assez près de la sclérotique.

7.º Une érigne double aiguë, dont chaque petit crochet est terminé, à un millimètre de sa pointe, par un petit renflement olivaire, selon le modèle de M. Sédillot. Cette érigne ne doit servir que quand il faut porter l'œil en bas ou en haut pour diviser le droit supérieur ou inférieur.

8.º Une paire de pinces à cuillers, que nous avons imaginées pour saisir convenablement le bourgeon charnu qui survient quelquefois après la strabotomie, sans l'écraser et le déchirer par lambeaux, ce qui permet d'en faire l'excision d'un seul coup.

Préparation. — Le patient est assis devant une fenêtre, la tête appuyée sur la poitrine d'un aide placé derrière lui. (Nous supposons qu'il s'agisse d'un strabisme convergent gauche.) L'aide fixe la tête en appuyant sa main droite sur le front du malade; l'opérateur soulève

la paupière supérieure avec le pouce de la main gauche,
passe sous elle l'élévateur de Pellier, qu'il confie à l'aide
placé derrière, puis, abaissant de même la paupière inférieure, il met à cheval sur son bord muqueux l'érigne
triple mousse dont nous avons parlé, et la confie à un second aide placé au côté gauche du patient, et qui la tient
de la main gauche, en ayant soin, pour plus de solidité,
d'embrasser le menton du malade avec la paume de la
main, et d'appuyer légèrement le manche de l'instrument
sur la joue, sans trop tirailler la paupière inférieure,
mais de manière à la maintenir fixe et à l'empêcher de se
contracter.

Si c'est un enfant qu'on opère, on le place sur les
genoux d'une personne qui l'entoure de ses bras pour
lui rendre les mouvements du tronc difficiles, et un
troisième aide se charge de lui tenir les mains et de
passer les instruments à l'opérateur. Nous croyons inutile de faire fermer l'œil sain, soit avec la main d'un
aide, soit avec le bandeau, ayant remarqué que cette
précaution n'a aucune influence directe sur l'opération.

Tout étant ainsi disposé pour l'opération, on y pro-
cède de la manière suivante :

Opération.

Le chirurgien se place devant le patient, mais un peu
sur le côté pour profiter de la clarté du jour ; et, tenant
de chaque main une petite érigne aiguë, il recommande au malade de porter fortement l'œil en dehors,
et, profitant de ce moment, il accroche, avec l'érigne de
la main droite, la conjonctive, à 6 millimètres du rebord

cornéen, en la soulevant pour produire un pli transversal qu'il traverse avec l'érigne de la main gauche, à 6
millim. de la première. Celle-ci est alors confiée à la main
droite du second aide qui s'en sert pour maintenir l'œil
en dehors, tandis que le chirurgien, conservant l'autre
érigne, tire légèrement dans le sens opposé, de manière à fixer convenablement le globe oculaire. Dans
un second temps, l'opérateur ouvre le pli conjonctival
entre les deux érignes avec les ciseaux courbes, dissèque le lambeau interne de la plaie à petits coups
de ciseaux, et le détache ainsi de ses adhérences au
globe, jusqu'à ce qu'on aperçoive l'attache tendineuse
du muscle à la couleur nacrée de ses fibres. Substituant
alors aux ciseaux le crochet mousse, l'opérateur engage son extrémité au niveau du bord supérieur du
muscle droit interne, en appuyant légèrement sur
la sclérotique ; et, par un demi-mouvement de rotation
de haut en bas, il en relève la pointe qui apparaît sous
le bord inférieur du muscle, après avoir ramassé son
insertion antérieure dans toute sa largeur. Le chirurgien dégage alors l'érigne qu'il tient, ou la confie
à la main droite du premier aide placé derrière le malade, prend le crochet de la main gauche et le tire un
peu à lui, de manière à éloigner le muscle de la sclérotique ; puis, engageant la pointe de l'une des branches des ciseaux sous l'anse musculaire, entre le crochet
et le globe de l'œil, en fait la division par trois ou
quatre coups de ciseaux. Aussitôt la section terminée,
il en résulte une véritable luxation du bulbe qui cède
brusquement à la traction de l'érigne et se jette un peu

en dehors. Le chirurgien passe alors en haut et en bas
son crochet plusieurs fois de suite, en déprimant légèrement la sclérotique, afin de s'assurer qu'il ne reste
aucune fibre musculaire ou celluleuse qui retienne encore l'œil; ce dont il est certain aussi, quand la sclérotique est nue et bien dépouillée sous l'insertion antérieure du muscle. Quand il a acquis cette certitude,
il saisit avec les pinces l'attache tendineuse du muscle
encore flottante, l'excise avec les ciseaux courbes, et
en fait de même des lambeaux de conjonctive accrochés
par les érignes et qui servaient à fixer l'œil. Inutile
de dire que, durant l'opération, à mesure que le sang
coule, le chirurgien l'étanche lui-même avec le porte-
éponge adapté aux ciseaux.

La description de ce procédé paraîtra sans doute un
peu longue, mais il est juste de remarquer que les détails minutieux dans lesquels nous sommes entré sont
loin d'être inutiles à ceux qui veulent pratiquer la
strabotomie, et c'est ce qui nous a engagé à ne pas
les omettre.

§ V.

Avant de passer outre, disons quelques mots sur
différents temps de l'opération.

1.º *Où faut-il ouvrir la conjonctive?*

Cette question est loin d'être sans importance : car,
si l'on fait l'ouverture de la conjonctive selon une ligne
correspondant au diamètre transversal de l'œil, il peut
arriver que l'on ait affaire à un muscle très-large et
dont le bord supérieur soit au-dessus du niveau

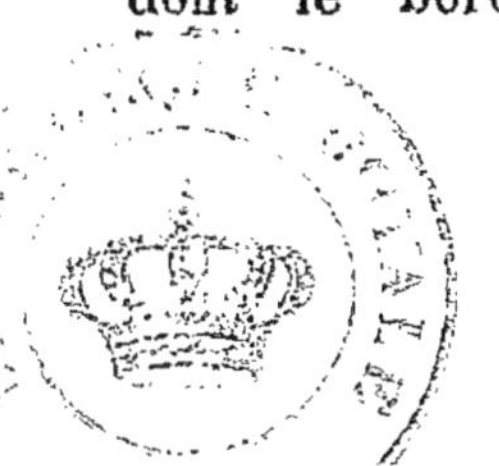

de l'incision que l'on aura faite. Dès lors, en engageant le crochet pour ramasser le muscle, la pointe de celui-ci pourra bien écarter les fibres supérieures, les abandonner, et les fibres oubliées rétablir la continuité du muscle en rapprochant les extrémités coupées. C'est donc là un inconvénient de ne faire qu'une petite plaie et de saisir la conjonctive trop bas pour l'ouvrir. Aussi préférons-nous, pour l'éviter, suivre le conseil de M. Crommelinck, et faire l'ouverture de la conjonctive selon une ligne oblique, qui, partant de la racine du nez, irait aboutir à l'angle externe de l'œil, c'est-à-dire aux trois-quarts supérieurs de l'œil, au-dessus du diamètre transversal de celui-ci. En ouvrant la muqueuse à cette hauteur, quelle que soit la largeur du muscle, on peut voir son bord supérieur et engager le crochet sans laisser échapper aucune fibre. Cette manière de faire a aussi l'avantage de faciliter la section du muscle grand oblique, si on est obligé de la pratiquer pour la même variété de strabisme. Quant au pli conjonctival lui-même, on doit avoir soin de comprendre, dans son épaisseur, en le formant, une partie du tissu cellulaire sous-conjonctival, afin de le rendre assez consistant pour résister à la traction des érignes et ne pas se déchirer. Sans cette précaution, la conjonctive se déchire, et il faut recourir à l'érigne double pour fixer l'œil; ce que je tiens à éviter le plus possible.

2.º Doit-on faire la division du muscle dans sa portion tendineuse, ou charnue?

Établissons d'abord que la rétraction du muscle coupé

est bien plus grande, si on le divise sur la limite même des fibres charnues, que si on le coupe sur le tendon lui-même. De ce fait, il ressort évidemment que la myotomie ne pourra pas être pratiquée exclusivement pour toutes les variétés de strabisme et pour tous les degrés si différents de la rétraction musculaire. Certainement, comme le font observer MM. Gairal et Simonin, la myotomie est plus propre, dans ce cas, à mettre à l'abri de toute récidive, que la ténotomie; parce que le muscle, en se rétractant davantage, se greffera plus en arrière; mais il ne peut en être toujours ainsi : car dans certains cas où la myotomie est indispensable pour obtenir le redressement de l'œil, la ténótomie serait insuffisante; et, réciproquement, dans un cas où la ténotomie suffira, la myotomie aurait le grave inconvénient de produire un strabisme opposé, parce que le muscle antagoniste, qui n'avait pas perdu beaucoup de son action, se contracte alors fortement, tandis que le muscle divisé se greffe trop en arrière pour ramener l'œil au centre des paupières.

Il nous semble donc que chacun de ces procédés devra trouver son indication : la ténotomie, dans les cas de strabismes mobiles; la myotomie, dans les cas très-rares d'ankylose oculaire.

Dieffenbach eut l'idée de passer sous le muscle, avant de le couper, une spatule ou la pointe des ciseaux, et, par des mouvements de latéralité plusieurs fois répétés, de le dégager de ses adhérences au globe, afin de faciliter son glissement et sa rétraction après en avoir fait la section. Quelques chirurgiens suivent encore cette pratique ; mais Dieffenbach y renonça bientôt pour ne plus faire que la section pure et simple, espérant que, par le fait de la cessation de son état de spasme, le muscle s'allonge peu à peu et qu'une substance intermédiaire prévient la récidive. M. Baudens divise le muscle le plus près possible de son insertion, afin de lui laisser le plus de longueur possible, et pense qu'il suffit de couper le tendon et sa gaîne pour éviter les récidives (1). A cette question se rattache immédiatement celle de savoir s'il est nécessaire de faire l'excision d'une petite portion du muscle. On sait que Dieffenbach avait eu le premier l'idée de faire cette excision pour empêcher les récidives, en obligeant le muscle à se contracter davantage et aussi à se regreffer plus en arrière de l'insertion normale. Il est vrai de dire que tel est en effet le résultat de cette pratique, que toute récidive devient en quelque sorte impossible ; mais, à cet avantage, en apparence si grand, il faut substituer plusieurs inconvénients que Dieffenbach a reconnus à cette manière de faire; aussi ce chirurgien regarde-t-il l'excision d'une petite portion musculaire comme une complication inutile de l'opération, susceptible d'exposer l'œil à des inflammations, de retarder la guérison, mais surtout de priver pour toujours le malade de la faculté de mouvoir son œil en dedans. Pour notre propre compte, nous devons avouer que, dans le principe, nous avions jugé aussi, *à priori*, que l'excision d'une portion musculaire devait trouver une indication avantageuse dans bien des cas; nous l'avons mise en

(1) *Loco citato*, p. 58.

pratique, et nous n'avons pas tardé à reconnaître que les reproches formulés par Dieffenbach ne sont que trop fondés. Nous ajouterons même que, sur trois de nos opérés affectés de strabismes convergents, l'excision d'une petite portion du muscle a eu, outre les inconvénients signalés, celui non moins grand de laisser une légère divergence de l'œil ; chez un quatrième, l'œil s'est maintenu bien droit, mais il a perdu en grande partie la faculté de converger. Depuis cette époque, nous avons complétement abandonné l'excision, et nous nous en sommes bien trouvé. En résumé, il faut donc convenir que, lorsque la section du muscle est complète et que les recherches ultérieures avec le crochet mousse ont prouvé qu'il ne restait plus aucune fibre musculaire, et que le muscle s'était convenablement rétracté sur lui-même, il faut, dis-je, convenir qu'alors on ne laisse aucune chance de récidive sous ce rapport, à moins qu'une cause tout-à-fait étrangère à l'opération n'y vienne donner lieu.

3.° *Pourquoi l'œil peut-il parfois se mouvoir encore dans le sens du muscle divisé?*

Un des résultats immédiats de la section musculaire, est que l'œil se trouve privé, aussitôt après l'opération, de ses mouvements dans le sens du muscle divisé ; c'est même là un signe évident que l'opération a été bien faite, et que la section du muscle a été complète. Il peut arriver cependant que l'œil conserve encore quelque mouvement dans ce même sens, comme l'ont observé tous ceux qui ont pratiqué la strabotomie ; on peut attribuer ce fait a plusieurs causes, soit à ce que quelque fibre celluleuse ou musculaire échappée au crochet retienne encore l'œil et lui procure ces mouvements (et dans ce cas il suffit d'en faire la section), soit à ce que les muscles droit inférieur et droit supérieur agissent comme adducteurs par leurs fibres les plus internes, soit enfin à ce que le muscle coupé reçoive encore un peu de mouvement des muscles cités par l'intermédiaire de l'aponévrose décrite par M. Bonnet, et qui transmet au globe oculaire, puisqu'elle y adhère aussi, une partie des mouvements que lui communiquent les muscles droits supérieur et inférieur.

4.° Peut-on convertir un strabisme externe en interne, par l'opération, et vice versâ ?

Dieffenbach, le premier, conçut la crainte de voir le strabisme divergent se convertir en convergent, par la section du droit externe, sans doute pour avoir eu un mécompte de ce genre. Plusieurs chirurgiens ont partagé cette crainte; et, à tel point, que nous avons vu le docteur Phillips opérer plusieurs strabismes divergents, et, bien que l'œil ne fût pas redressé, abandonner le malade, espérant, disait-il, que le muscle droit interne se contracterait assez pour ramener le globe de l'œil au centre de l'orbite, en même temps qu'il serait secondé par les muscles obliques et par les fibres internes des droits supérieur et inférieur. Évidemment, M. Phillips était alors dominé par la crainte de voir le strabisme divergent devenir convergent. D'autre part, M. Baudens avoue luimême avoir été influencé par l'assertion du professeur de

Berlin, et ce n'était qu'avec la plus grande appréhension qu'il opérait des strabismes divergents dans le principe. Quel n'a pas été son étonnement, quand il a vu que rien ne se réalisait : sur quatre-vingt-deux strabismes divergents opérés par M. Baudens, une seule fois la déviation d'externe est devenue interne après l'opération, et encore faut-il ajouter que le strabisme était fort peu prononcé. Enfin, pour citer nos propres observations, nous dirons que sur tous nos opérés de strabisme divergent, l'œil a toujours tenu sa position centrale sans se dévier en dedans. Ainsi, loin de partager la crainte de Dieffenbach, nous serions presque tenté, si nous ne craignions d'être trop exclusif, d'avancer la proposition contraire à celle de ce chirurgien, et de dire qu'il est peut-être plus commun de voir le strabisme divergent récidiver, malgré la section du muscle contracté, que de voir le strabisme divergent devenir convergent. Et au besoin, s'il était nécessaire d'étayer notre proposition de quelques faits, nous pourrions ajouter que, sur 14 strabismes divergents opérés par M. Phillips, et dont M. le docteur Dufresse a fait le dépouillement (1), il y en avait 10 redressés complétement, 2 redressés incomplétement, 2 non redressés, et *pas un seul* chez qui le strabisme de divergent fût converti en convergent; tandis que pour les strabismes convergents, qui sont au nombre de 86, on trouve le résultat inverse, savoir : 70 redressés complétement, 8 redressés incomplétement, 3 non redressés, et 5 *chez qui le strabisme convergent a été converti en divergent.* Ces

(1) Ouvrage cité, p. 92, in-8.º, Paris.

chiffres démontrent donc que la proposition que nous
avons émise plus haut n'est pas dénuée de quelque fondement, si elle n'est générale.

Quant au strabisme convergent, il n'est pas douteux,
d'après ce que nous venons de dire, qu'il puisse être
converti en divergent, dans quelques cas, rares à la vérité, et sous l'influence de certaines causes : par exemple, si on opère un strabisme convergent très-peu prononcé, quand il n'y a encore qu'une contracture rudimentaire du muscle strabique ; l'excision d'une portion
du muscle, comme nous l'avons déjà dit ; quelquefois la
section des quatre muscles droits interne, supérieur,
inférieur et grand oblique pour remédier à certains strabismes convergents. De tout ceci, il faut donc conclure
que, relativement au strabisme divergent, les craintes
de Dieffenbach ne sont point fondées, et, qu'en général,
on ne doit jamais abandonner un strabisme divergent
opéré, pas plus qu'un strabisme convergent, si l'œil
n'est pas entièrement redressé, sous peine de voir la
déviation récidiver. Remarquons, enfin, que, quand il
arrive que l'opération convertit un strabisme divergent en convergent, et réciproquement, le seul moyen
d'y remédier plus tard est de faire la section du muscle
nouvellement contracté, ce qui a déjà été fait avec succès par plusieurs chirurgiens, et par nous aussi.

5.º *Peut-il arriver que l'œil sain se dévie, après l'opération, dans le même sens que l'œil qui vient d'être
opéré ?*

Tel est le reproche adressé à la strabotomie, que
quelques personnes ont dit avoir remarqué qu'immé-

diatement après l'opération, l'œil sain se portait spontanément en dedans, comme entraîné par une force nerveuse irrésistible, et faisant en dedans le même chemin, pour se dévier, que l'œil opéré venait de faire en dehors, vers le centre de l'ouverture palpébrale, pour se redresser. Ce fait, s'il était vrai, devait fournir une contre-indication formelle à la strabotomie, et il n'en serait peut-être plus question aujourd'hui; mais hâtons nous de le dire, il n'en est absolument rien ; nous n'avons jamais rien observé de semblable, et nous présumons que ceux qui ont avancé une telle assertion ont été induits en erreur par une fausse observation. On sait, en effet, que, dans le strabisme convergent double, un des deux yeux est quelquefois très-peu dévié, et l'autre beaucoup; d'où il suit que l'on ne fait attention qu'à l'œil qui est le plus louche, qu'on néglige d'observer l'autre, et qu'on croit avoir affaire à un strabisme monoculaire, quand, en réalité, les deux yeux sont affectés, mais à un moindre degré. Si donc on opère l'œil le plus dévié, l'autre œil, qui avait semblé sain avant l'opération, paraît ensuite s'être dévié en dedans par comparaison avec celui qui vient d'être redressé. Maintenant, en supposant que cela pût arriver que l'œil sain se déviât, nous ne verrions dans ce strabisme, en quelque sorte improvisé, que le résultat d'un trouble momentané dans le changement brusque des axes visuels, qui ne pourrait en rien inquiéter, quant au succès définitif de l'opération, puisqu'il est vrai que le parallélisme des yeux ne saurait être détruit, lorsque la vision se serait rétablie dans son axe naturel. Car, je me le de-

mande, comment en serait-il autrement, puisque, dans
le strabisme convergent double, il suffit, le plus souvent, de n'opérer qu'un seul œil, le plus dévié, pour
obtenir le redressement de l'autre? Si donc l'opération
avait l'inconvénient de déterminer un strabisme permanent de l'œil sain, en redressant l'œil strabique, à plus
forte raison, pour un strabisme double, l'œil le plus
louche étant redressé, l'œil opposé, qui est aussi dévié,
devrait se dévier encore davantage après l'opération; ce
qui n'est pas, comme nous le verrons plus loin.

§ VI. — SECTION DES AUTRES MUSCLES DE L'ŒIL.

Le mode opératoire dont nous avons donné plus haut
la description, s'appliquant également au strabisme convergent et au divergent, nous allons dire quelques mots
des procédés qu'il convient de mettre en usage pour la
section des autres muscles de l'œil.

1.º *Division du droit supérieur.* — S'il s'agit de faire
la section de ce muscle après celle du droit interne, il
suffit de prolonger l'angle supérieur de la plaie conjonctivale jusqu'au niveau du muscle droit supérieur, et d'in-
troduire le crochet mousse que l'on engage derrière lui;
puis, en le ramenant d'arrière en avant, dans l'anse du
crochet, on en fera la section. Mais, s'il y a strabisme
en haut, sans convergence, et qu'il faille commencer par
la division du droit supérieur, l'opérateur implantera légèrement l'érigne double à renflements, dont nous avons
parlé, dans la sclérotique, à 3 millimètres au-dessus du
segment supérieur de la cornée, et la confiera à un
aide pour porter le globe oculaire en bas. Saisissant alors

et soulevant la conjonctive avec une érigne simple, il l'ouvrira avec les ciseaux, dans l'étendue de 15 ou 18 millim. transversalement; puis, se servant de son crochet mousse qu'il engage derrière le bord externe du muscle droit supérieur, il le ramasse, il l'attire un peu à lui, ayant soin, toutefois, de ménager les fibres d'insertion du grand oblique qu'il doit éviter d'accrocher. Prenant alors le crochet de la main gauche, il divise peu à peu le muscle avec les ciseaux courbes, aussi raz que possible de la sclérotique, et jusqu'à ce qu'il n'éprouve plus aucune résistance de traction. Les recherches avec le crochet achèveront de convaincre qu'il est resté ou non quelque fibre musculaire.

2.º *Section du droit inférieur.* — La division de ce muscle se pratique de la même manière, avec cette seule différence que l'érigne double doit être implantée, à 3 millimètres au-dessous du rebord cornéen inférieur, afin de porter l'œil directement en haut.

3.º *Section du muscle grand oblique.* — S'il faut recourir à la section du grand oblique après celle du droit supérieur, pour le strabisme supérieur et oblique en haut, ce sera le même procédé que pour la section du droit supérieur, et l'opérateur n'aura qu'à porter son crochet un peu plus en arrière, pour accrocher le grand oblique et le diviser. Mais ces cas sont rares, et, le plus souvent, la division du grand oblique ne se pratique qu'après celle du droit interne pour remédier au strabisme convergent et oblique en haut. Dans cette occurrence, après avoir prolongé l'ouverture conjonctivale jusqu'au niveau du droit supérieur, l'opérateur dirige son crochet mousse le long de la paroi interne de l'orbite, qu'il lui fait cotoyer par sa convexité jusqu'en arrière du diamètre transversal de l'œil, puis, ramenant l'instrument à lui, accroche nécessairement le grand oblique qu'il attire un peu en avant et qu'il divise avec les ciseaux. Le docteur Sédillot recommande, avec raison, de ne pas porter le crochet trop haut sous le plancher supérieur de l'orbite, afin de ne pas saisir en même temps la branche frontale du nerf ophthalmique.

M. Gairal (1) a proposé un autre procédé pour la section du grand oblique: « Le malade étant assis, la tête appuyée, les paupières fermées et tendues en dehors, l'opérateur porte un bistouri droit, tranchant des deux côtés, au niveau de la poulie du grand oblique, vers l'apophyse orbitaire interne, divise la peau, et parvient à la poulie qu'il divise aussi, par des mouvements alternatifs de haut en bas et de bas en haut. » Ce procédé, appelé *chondrotomie* par M. Gairal, a plusieurs inconvénients : d'abord, celui de laisser à la peau une cicatrice toujours fort disgracieuse, au visage surtout; en second lieu, si la section du grand oblique est insuffisante et qu'il faille recourir à la division d'un autre muscle, du droit supérieur, par exemple, comme c'est le cas ordinaire, puisque, jusqu'ici, le muscle grand oblique n'a pas été coupé seul, on conçoit qu'il faut, en outre, faire une seconde opération pour aller chercher le droit supérieur, ou même le droit interne, selon l'espèce de strabisme. Aussi ce procédé n'a-t-il été tenté par personne,

(1) Mém. cité, p. 56.

pas même par son auteur, qui, selon toute apparence, ne l'a encore essayé que sur le cadavre.

4.º *Section du petit oblique.* — Il existe aussi deux procédés pour faire la section de ce muscle. Dans le premier, on implante l'érigne double dans la sclérotique entre les muscles droit interne et droit inférieur, et l'aide maintient ainsi l'organe un peu incliné en dehors et en haut. Le chirurgien saisit la conjonctive, la soulève et la dissèque avec les ciseaux. Le crochet mousse est ensuite introduit dans cette plaie, porté en arrière et en bas, le long du plancher inférieur de l'orbite; et, lorsque l'opérateur le retire, il ramène en même temps le muscle petit oblique dont il fait la division. Si pourtant il fallait couper ce muscle, ainsi que le droit externe, pour remédier à certains strabismes divergents, c'est par l'ouverture que l'on aura faite pour couper le droit externe qu'il faudra chercher le petit oblique. Par cette voie, on peut tout aussi bien atteindre ce muscle ; observons cependant que l'on doit toujours éviter de porter le crochet mousse sur la face inférieure du globe oculaire pour ne pas accrocher en même temps le droit inférieur et le petit oblique.

Le second procédé proposé et pratiqué par M. Bonnet (de Lyon), pour guérir la myopie par la section du seul muscle petit oblique, est une application de la méthode des sections sous-cutanées. « Il suffit, dit M. Bonnet, de faire à la paupière inférieure une piqûre à travers laquelle on introduit le ténotome mousse qu'on dirige en arrière et en dedans avec la précaution de lui faire suivre la paroi inférieure de l'orbite. Lorsque l'instrument est arrivé à trois centimètres de profondeur on le ramène jusqu'à ce qu'on le sente sous la peau ; il accroche nécessairement alors l'insertion du muscle petit oblique, et la divise complétement, surtout si on a soin de diriger son tranchant en bas et au-devant du maxillaire inférieur (1). »

Ce dernier procédé n'ayant, selon nous, aucun avantage qui lui soit propre, et ayant l'inconvénient de laisser une cicatrice au visage, il nous semble que le procédé ordinaire devra lui être préféré, d'autant plus qu'en cherchant le muscle par l'ouverture conjonctivale avec le crochet mousse, on sera plus certain de l'accrocher entièrement, qu'en agissant sous la peau, comme le fait M. Bonnet. En agissant sous la conjonctive, on a d'ailleurs l'avantage d'épargner une double opération au malade, dans certains cas.

§ VII. — La section d'un seul muscle suffit-elle au redressement de toutes les espèces de strabisme ?

Le plus souvent, il suffit de couper le droit interne, ou le droit externe, pour obtenir le redressement de l'œil dans le strabisme convergent ou divergent ; mais, quand cela ne suffit pas, on recommande avec raison de débrider l'aponévrose oculaire et la conjonctive jusqu'au niveau des fibres internes des muscles droits supérieur et inférieur, et fort souvent, en effet, ce simple dé-

(1) Mémoire sur la Myopie, adressé à l'Académie des Sciences. Extrait dans : Gazette Médicale de Paris, p. 221, n.º 14, t. 9.º ; 1841.

bridement a suffi pour aider au redressement de l'œil. Si, malgré cela, celui-ci persiste dans sa déviation, faut-il, comme l'ont fait quelques chirurgiens, abandonner le malade ; avoir fait une opération inutile, et se contenter de dire qu'on a eu affaire à un strabisme incurable et réfractaire à la myotomie ? Evidemment non, car il est de toute probabilité qu'alors un ou plusieurs autres muscles sont contractés indépendamment de celui que l'on vient de couper. On peut donc recourir à la division de ces muscles, et c'est, en effet, ce qui a été fait et avec succès. C'est encore à Dieffenbach que nous devons le premier cas de section musculaire multiple, et voici dans quelle circonstance : pour un strabisme convergent, la section du muscle droit interne n'ayant point amené le redressement complet de l'œil, mais une simple amélioration, ce chirurgien eut l'heureuse idée de faire la section du muscle grand oblique, « et cette tentative hardie fut suivie du plus heureux résultat. » Bien que le docteur Verhaeghe, qui rapporte ce fait, ne dise pas si Dieffenbach a fait la section d'autres muscles pour des strabismes plus compliqués, il est à présumer que ce premier succès a dû engager le professeur Dieffenbach à répéter la section musculaire multiple, et à l'étendre de son côté ; sans quoi il n'aurait sans doute pas compté un aussi grand nombre de succès.

Quelques chirurgiens se sont élevés contre la section multiple ; mais aujourd'hui la pratique a confirmé ce que la théorie indiquait, et il demeure désormais acquis à l'histoire du strabisme que, toutes les fois que la section d'un muscle sera insuffisante pour amener la rectitude de l'œil strabique, il faudra, dans la même séance, diviser un ou plusieurs autres muscles , s'il y a lieu. Après Dieffenbach, M. le docteur Baudens est celui qui a le plus contribué, par ses nombreuses opérations de section musculaire multiple, à accréditer cette méthode et à lui donner une certaine valeur scientifique, après y avoir eu recours souvent et avec un plein succès. Nous avons été témoin de ces résultats, et ils n'ont pu que nous engager à répéter ce que nous avions vu. Sur nos 68 opérés, nous avons eu occasion de faire la section multiple onze fois; savoir : 6 fois la section de deux muscles, 1 fois la section de trois muscles , et 4 fois la section de quatre muscles.

Mais comme nos observations seules sont trop peu nombreuses, nous emprunterons à M. Baudens quelques données curieuses et indispensables relativement à l'application de la section multiple , et qu'il a consignées dans son mémoire.

Disons auparavant, comme règle générale, que, lorsqu'il est nécessaire de faire la section de plusieurs muscles , il faut toujours, après en avoir coupé un , retirer les instruments dilatateurs des paupières, afin de s'assurer du parallélisme des yeux ; et ce n'est que lorsqu'on aura la certitude que la section d'un seul muscle est insuffisante, qu'il faudra rechercher les autres muscles contractés pour les diviser. Telle est la règle de conduite pour faire avec succès la section musculaire multiple. Sans cette précaution, il pourrait se faire que, jugeant *à priori* un cas favorable à cette pratique, on fût dans l'erreur, et que la section d'un seul muscle suffît pour le redressement de l'œil : si donc on allait faire la division de plusieurs muscles sans désemparer, on s'exposerait à produire un strabisme opposé, comme nous l'avons déjà dit à l'article Diagnostic.

Voici maintenant, sous forme de corollaires, quels sont les cas dans lesquels on peut avoir recours à la section de certains muscles pour remédier à telle ou telle variété de strabisme :

SECTION MUSCULAIRE MULTIPLE.

A. — *Section de deux muscles.*

1.º On fait la division des deux muscles droit interne et grand oblique pour des strabismes convergents et obliques en haut, lorsque la section du muscle droit interne n'a pas suffi pour ramener l'œil au centre de l'orbite. Six fois, nous avons eu recours à la section de ces deux muscles, et nous n'avons obtenu la rectitude normale que lorsque le grand oblique était divisé.

2.º Dans le strabisme supérieur, bien que l'on puisse présumer que la section du seul muscle droit supérieur doive suffire, il arrive pourtant qu'il faut aussi couper le grand oblique. M. Baudens a fait six fois cette double section avec succès, pour cette variété de strabisme. Il est remarquable que lorsque le droit supérieur est seul coupé, l'œil se porte sous la paupière supérieure, en décrivant une courbe avant de se remettre au centre des paupières; et ce qui indique bien que c'est le grand oblique qui opère cette rotation, c'est, qu'après sa section, cela n'a plus lieu.

3.º Pour des strabismes divergents et en haut, on a eu
à couper le droit supérieur et le droit externe, en
ayant soin de ménager le grand oblique qui contre-ba-
lance alors l'action du droit inférieur, en retenant l'œil
en haut. Ces cas sont rares.

4.º M. Baudens a eu à faire une fois la division des
deux muscles droit inférieur et petit oblique pour un
strabisme inférieur oblique externe.

5.º Enfin, nous avons encore vu la section du droit
externe rester insuffisante pour des strabismes divergents, et l'œil ne se-redresser que lorsque le petit
oblique avait été coupé.

B. — *Section de trois muscles.*

1.º Dans quelques cas rares de strabisme convergent
et oblique supérieur, il faut faire la section du droit
interne, grand oblique et droit supérieur. M. Baudens
a eu occasion de la faire six fois. M. Lucien Boyer dit
aussi avoir fait cette triple section avec succès pour
un cas semblable (1).

2.º Pour le strabisme convergent simple, on n'obtient
quelquefois la rectitude de l'œil qu'en coupant les trois
muscles droits, interne, supérieur et inférieur, parce
que les deux derniers sont devenus congénères du droit
interne, et par conséquent adducteurs.

3.º Le docteur Baudens indique encore qu'il peut
être nécessaire de couper le muscle droit externe, le
droit supérieur et le petit oblique, pour des strabismes

(1) Gaz. Méd., p. 46, t. 9.º; 1841.

divergents et obliques en haut. Ce chirurgien y a eu recours trois fois avec succès (1).

C. — *Section de quatre et cinq muscles.*

1.º Une fois sur 25 environ, dit M. Baudens, il faut diviser les quatre muscles droit interne, grand oblique, droit supérieur et droit inférieur, pour certains strabismes convergents fixes. Dans ce cas, comme il ne reste que deux muscles, le droit externe et le petit oblique, pour retenir et mouvoir l'œil, on conçoit facilement qu'il a dû arriver quelquefois qu'en se contractant spasmodiquement, ces muscles aient attiré le globe en dehors; et c'est, en effet, ce qui est arrivé plusieurs fois. M. Baudens a recours alors à un moyen orthopédique qui consiste en une petite pyramide de compresses appliquée dans l'angle externe de l'œil, dans le but d'empêcher le globe de se porter en dehors, et de faciliter ainsi une insertion nouvelle et convenable des muscles coupés ; mais, il faut le dire, ce moyen n'a pas toujours été heureux dans son résultat; et, une fois, entre autres, il a fallu recourir à la section du petit oblique, quelques jours après la division des quatre muscles cités, ce qui faisait cinq muscles coupés sur un même œil (2). M. Dufresse-Chassaigne a été obligé, dans un cas tout-à-fait semblable, de faire une quintuple section pour un strabisme convergent fixe du côté gauche (3).

(1) *Loco citato*, p. 88.
(2) Ouvrage cité, p. 93.
(3) *Loco citato*, p. 88.

Chez quatre de nos opérés, dont nous donnerons plus loin les observations, j'ai dû faire la division des muscles droits, interne, supérieur, inférieur et grand oblique pour des strabismes convergents fixes.

Quant à la déviation opposée qui peut résulter de cette quadruple section, elle n'est pas aussi commune qu'on pourrait le supposer, *à priori*, puisque sur nos quatre malades, nous n'avons observé qu'une seule fois une légère déviation opposée, à laquelle, du reste, nous avons facilement remédié par l'usage de lunettes dont le verre était dépoli dans les trois quarts externes. On peut s'expliquer de la manière suivante comment cette déviation opposée n'est pas plus commune : quatre muscles étant coupés, les droits interne, supérieur, inférieur, grand oblique, par exemple, l'œil conserve la position centrale au lieu d'être entraîné par le droit externe et le petit oblique; or, si l'on songe que ces deux derniers muscles ont été long-temps allongés, et sont restés dans un état à-peu-près complet d'inertie, on comprend qu'ils ont dû perdre en grande partie leur contractilité, et qu'ils ne sauraient entrer en contraction aussitôt après la section des muscles cités. Au bout de deux ou trois jours, et plus, leur faculté contractile se réveille; mais alors les muscles divisés ont déjà pris une nouvelle insertion sur la sclérotique et sont là pour contre-balancer leur action. Il pourrait même se faire que les muscles non-coupés n'aient pas été seulement allongés, mais qu'ils soient un peu atrophiés et qu'ils aient subi un commencement de dégénérescence graisseuse; dès lors, ce ne serait plus une déviation opposée qui aurait lieu , mais une récidive du strabisme , par suite de l'état d'inertie des muscles non divisés dont l'antagonisme se trouve anéanti.

2.º Dans quatre cas, M. Baudens a divisé les muscles droit externe, petit oblique , droits supérieur et inférieur pour le strabisme divergent avec ankylose oculaire en dehors.

3.º Enfin , dans un strabisme supérieur très-prononcé , la rectitude n'a été obtenue que par la division des muscles grand oblique , droit interne , droit supérieur , et droit externe. Il est présumable qu'ici les muscles petit oblique et droit inférieur avaient subi un allongement tel, que, ne pouvant se contracter immédiatement, l'œil a pu se maintenir au centre de l'ouverture palpébrale sans être entraîné en bas.

Les faits qui précèdent ont , en résumé , une certaine importance , puisqu'ils prouvent qu'il ne faut pas seulement juger d'après la physiologie normale , mais aussi d'après la physiologie pathologique. D'un autre côté, on sait que quelques chirurgiens ont révoqué en doute l'utilité et les avantages de la section multiple, dans certains cas ; espérant , disaient-ils, que la section d'un seul muscle suffirait toujours pour obtenir la guérison de toute espèce de strabisme. L'expérience a prononcé depuis, et les faits invoqués ci-dessus doivent suffire pour indiquer que , pour certains strabismes, la section musculaire multiple est indispensable. On sait, d'ailleurs, que M. le docteur Schuster a été opéré d'un strabisme convergent et oblique en haut de l'œil gauche, par la section des muscles droit interne et grand oblique , que la difformité a réci-

divé au bout de quelques jours, et qu'il n'a dû la rectitude normale de son œil qu'à une nouvelle section du
droit interne, et, de plus, du droit supérieur et du droit
inférieur (1).

Nous pourrions même ajouter que bon nombre de
récidives, à la suite de la strabotomie, ne sont dues qu'à
ce que l'on n'a pas fait la section multiple; et, pour n'en citer qu'un exemple, dans l'observation dix-septième de
M. Cunier (2), pour un strabisme droit convergent, avec
ankylose oculaire, la section du muscle droit interne ne
suffit pas, la déviation récidiva, et M. Cunier de s'écrier:
« Quelques chirurgiens eussent, sans doute, divisé le
grand oblique; mais, qu'y eût gagné le malade ?..... »
Nous ignorons si M. Cunier pense encore aujourd'hui
comme à l'époque où il a publié son Mémoire; mais, de
notre côté, nous n'hésitons pas à répondre que, si la section du grand oblique eût été faite, et peut-être celle des
muscles droits supérieur et inférieur, ce chirurgien eût
obtenu indubitablement le redressement de l'œil dévié,
si désiré par son malade.

§ VIII. — DES SUITES DE L'OPÉRATION.

Chez quelques sujets, l'opération donne à peine lieu à
l'écoulement de quelques gouttes de sang; mais ordinairement, la petite hémorragie peut être assez abondante
pour empêcher l'opérateur d'agir librement, s'il n'a re-

____

(1) Lettre à l'Acad. des Scien. , séance du 22 février 1841. Dans
l'Expérience, p. 127, t. 7e.

(2) P. 78 , sur la Myotomie appliquée au Traitem. du Strab., etc.

cours au tamponnement, et aux lotions froides, qui suffi-
sent toujours pour l'arrêter. Chez quelques individus, cependant, elle peut être évaluée à plusieurs onces de sang,
surtout quand ce sont des enfants, dont le système capil-
laire est si abondant. Deux fois, nous avons eu peine à
arrêter l'écoulement du sang pendant l'opération, et, plusieurs heures après, elle s'était continuée et reproduite
malgré le tamponnement avec une éponge fine et des
ablutions froides continues. Enfin, chez un jeune homme
affecté de strabisme convergent fixe, opéré par M. Baudens, et pour lequel il fallut couper quatre muscles, après
la division du droit inférieur, on vit jaillir, à 15 ou 18
centim., un petit filet de sang artériel saccadé, filiforme,
dû, sans doute, à la section de l'artère musculaire inférieure. M. Baudens allait chercher à tordre cette artériole,
quand l'hémorragie s'arrêta d'elle-même, après quelques
secondes.

Immédiatement après l'opération, le malade se plaint
ordinairement d'une sensation désagréable qu'il compare
à celle produite par des grains de sable portés dans l'œil,
et qui se dissipe au bout de quelques heures. Alors, aussi,
il voit mieux, et l'asthénie visuelle qui accompagnait la
déviation, cesse instantanément, quand celle-ci n'existe
plus. Nous en dirons autant de la contraction de la pupille, dans les cas où celle-ci était dilatée avant l'opération.

Quelques opérés éprouvent une certaine émotion qui
se termine par des vomissements sympathiques, mais
nullement dangereux. Il n'y a, d'ailleurs, presque jamais
de réaction fébrile, et les malades en sont quittes pour

une légère céphalalgie sus-orbitaire que l'on observe dù-
rant un jour ou deux; mais, surtout, dans les cas de section musculaire multiple.

S'il existait de la diplopie avant l'opération, celle-ci la
fait cesser immédiatement, ce qui s'explique très-bien
par le changement brusque qu'éprouvent les rayons lumineux en affectant un point de la rétine autre que celui
auquel la déviation les avait habitués. Si, au contraire,
elle n'existait pas avant, il arrive parfois que le redressement de l'œil y donne lieu, parce qu'ici encore il y a
substitution du foyer de la lumière sur un autre point de la
rétine, et que le rapport de la cornée avec le cristallin et
la rétine se trouve détruit par le redressement du globe
oculaire. Cette diplopie consécutive à la myotomie a une
durée commune de cinq à quinze jours, et elle ne subsiste
que jusqu'à ce que l'harmonie soit rétablie entre les différents milieux de l'œil; et, cela est si vrai, que ce
phénomène n'aurait pas lieu, si le redressement de l'organe pouvait s'opérer graduellement, afin de faire con-
corder d'une manière insensible les axes visuels, comme
cela aurait lieu également, si les moyens orthopédiques
suffisaient pour guérir radicalement le strabisme.

Le lendemain, ou le surlendemain, il survient parfois
aussi un peu de gonflement œdémateux des paupières,
surtout de la supérieure, qui est comme fatiguée et retombe sur l'inférieure qu'elle semble déborder. Cela n'a
lieu, cependant, que lorsque le malade oppose une vive
résistance, parce que, fort souvent, ce n'est dû qu'à une
légère contusion occasionnée par l'élévateur de Pellier;
mais, bientôt, tout se dissipe, et il est rare que, le hui-

tième jour, les paupières n'aient pas repris leur contractilité et leur mobilité normales.

Quant à la conjonctivite consécutive, que quelques adversaires de la strabotomie se sont plu à regarder comme très-grave dans ses résultats, voici en quoi elle consiste : Dans la plupart des cas, et seulement le lendemain de l'opération, la conjonctive se boursoufle et s'injecte autour de la plaie ; rarement le côté opposé de la membrane subit cette injection. Cette légère inflammation dure quelques jours et se termine ordinairement par une suppuration très-peu abondante, comme séreuse, qui donne à la plaie une surface grenue, comme pulpeuse, et offrant çà et là quelques petites plaques blanchâtres ; puis, le neuvième ou dixième jour, la plaie se déterge, les tissus se dégorgent et la cicatrisation commence. Quelquefois, au contraire, la plaie conserve, outre le boursouflement des tissus, un aspect rouge, uniforme, inflammatoire, dont la surface présente une arborisation très-serrée de petits vaisseaux capillaires, ce qui ressemble assez bien à un véritable chemosis, surtout dans les cas où il a fallu recourir à la section de plusieurs muscles, alors que la réaction est un peu plus forte, et l'inflammation locale plus intense. Deux ou trois fois même, lorsque nous suivions les opérations de M. Baudens, nous avons vu le chemosis être assez prononcé pour nécessiter la scarification avec la pointe d'une lancette ; mais ces cas sont très-rares et tout exceptionnels. D'autres fois enfin, *et c'est l'ordinaire*, on est étonné de ne rien observer de tout cela, et c'est à peine si les accidents se bornent à une légère injection de la conjonctive et à un peu de tuméfaction de la plaie.

En un mot, on peut dire que, dans la majorité des cas, les accidents consécutifs à la strabotomie sont exempts de toute espèce de gravité, et que le peu d'inflammation que l'on observe n'est pas en rapport avec l'importance de l'opération elle-même, comme on aurait pu s'y attendre; en effet, sur un organe aussi délicat et aussi voisin du cerveau, lorsque les autres opérations pratiquées sur l'œil sont quelquefois la cause d'accidents si redoutables, la même chose était à craindre pour celle qui nous occupe : et c'est ainsi que nous nous expliquons la médication active employée dans le principe, par les premiers chirurgiens, pour prévenir les désordres auxquels ils s'attendaient. Mais on sait aussi quel a été leur étonnement de n'avoir rien eu à redouter dans ce genre. Peut-être devrait-on attribuer une large part de cette innocuité de la strabotomie à l'écoulement de sang, qui devient très-salutaire, en procurant un prompt dégorgement des tissus entamés, et en diminuant les chances d'inflammation ultérieure?...

Quand il arrive que le sang s'infiltre sous la conjonctive, celle-ci est soulevée et prend une teinte violacée, qui devient de plus en plus foncée pendant les sept ou huit premiers jours. Cette ecchymose sous-conjonctivale constitue ce que les ophthalmologistes nomment chemosis hématique, et peut être attribuée, soit à ce que l'ouverture de la conjonctive a été faite trop petite, soit à ce que le malade ferme les paupières immédiatement après l'opération, et que la pression qu'elles déterminent emprisonne le sang et le force à s'infiltrer sous la conjonctive. Dans le premier cas, il est évident qu'il suffit d'ouvrir

la conjonctive largement et d'avoir soin d'éponger à mesure que le sang s'écoule, pour éviter sa suffusion; et,
dans le second cas, il faut recommander au malade d'ouvrir les paupières et de baisser la tête en avant, en
même temps que le chirurgien éponge la plaie pour arrêter la petite hémorragie, en tenant les paupières écartées avec le pouce et l'indicateur. En négligeant cette
dernière précaution, on peut avoir un vaste chemosis
hématique, toujours fort long à se dissiper, et qui se
comporte d'ailleurs comme les ecchymoses sous-cutanées,
en passant successivement par toutes les nuances propres
à ces dernières, pour s'effacer peu à peu, à mesure que
l'absorption est plus active ou favorisée par les résolutifs,
parmi lesquels l'eau froide nous semble devoir toujours
mériter la préférence.

§ IX. — TRAITEMENT CONSÉCUTIF.

1.º *Des moyens thérapeutiques.*

Dans la crainte de voir se développer des accidents
inflammatoires, les chirurgiens qui ont les premiers pratiqué la strabotomie, ont mis en usage un traitement fort
actif, tel que les émissions sanguines générales et lo-
cales, la diète la plus sévère durant plusieurs jours,
les pédiluves sinapisés, les astringents et révulsifs de
toute espèce, le séjour au lit dans une chambre obscure
et bien close.

M. le docteur Phillips a même été jusqu'à conseiller
l'application, sur l'œil opéré, d'une bandelette aggluti-
native, pour maintenir les paupières fermées et empê-

cher le contact de l'air et l'impression de la lumière. Ce traitement si compliqué a été bientôt abandonné, car on n'a pas tardé de reconnaître qu'il était tout au moins superflu. Celui que nous suivons est très-simple et consiste : le premier jour, en lotions froides sur l'œil, au moyen d'une compresse maintenue par un simple bandeau de toile ; ces lotions doivent être continuées toute la journée, de cinq en cinq minutes ; le malade fait diète et prend un bain de pieds ce jour-là. Le lendemain, il peut manger comme à son ordinaire, mais les lotions froides sont encore continuées. Dès le troisième jour, si l'œil n'est pas trop sensible au contact de l'air et de la lumière, on peut cesser l'usage du bandeau et des ablutions froides. Telle est la règle générale ; cependant, si la réaction inflammatoire était assez intense, on devrait continuer les compresses d'eau froide et les pédiluves, pendant quatre ou cinq jours. Rarement, le malade doit garder le bandeau au-delà de ce terme, car son usage aurait alors le grave inconvénient d'échauffer l'œil, en y entretenant une congestion toujours nuisible. S'il faisait du vent ou un soleil ardent, on devra recommander aux malades de garder la chambre pendant les deux ou trois premiers jours ; mais ils pourront cependant s'y distraire, pourvu qu'ils ne fatiguent pas leurs yeux à la lecture ou à quelque autre occupation assidue.

Le traitement que nous venons d'indiquer est toujours suffisant, et nous regardons comme inutiles le séjour au lit dans une chambre obscure, la diète sévère, et même les émissions sanguines, dont nous n'avons jamais eu besoin de faire usage pour nos opérés, quels qu'aient été le nombre des muscles divisés et l'intensité de la réaction consécutive.

Parmi les médecins de Nantes, nous avons rendu témoins de nos opérations : M. le professeur Lafond, MM. les docteurs Poullet-Duparc, Mauduit, Leray, Moriceau, Blanchet, Gardey, Ecorchard, Lacomme, etc., et nos honorables confrères ont pu constater les résultats de la strabotomie, l'innocuité de ses suites et l'efficacité du traitement suivi : car jamais, nous pouvons le dire, nous n'avons eu aucun accident qui pût nous faire regretter de n'avoir pas eu recours à un traitement plus sévère.

Dans quelques cas rares, s'il survient de la chaleur sus-orbitaire et un peu de tension douloureuse au fond de l'orbite, on a conseillé l'extrait de belladonne et de jusquiame, la teinture d'arnica, ou tout simplement une décoction de tête de pavot. Quant aux astringents résolutifs, tels que l'eau de Goulard, l'eau aluminée, les solutions de nitrate d'argent et de pierre divine, nous les croyons fort inutiles. Nous avons même eu à nous repentir de l'usage du sous-acétate de plomb chez un de nos opérés, qui en a ressenti une violente cuisson avec photophobie et épiphora. Enfin, les révulsifs intestinaux ne nous semblent bien indiqués que dans les cas où la réaction inflammatoire est intense et qu'il se fait une ecchymose étendue sous la conjonctive.

Quelquefois, il arrive que le muscle antagoniste de celui qui vient d'être coupé devient le siége, quelques jours après l'opération, d'une irritation spasmodique qui en détermine la contraction, et, par suite, une déviation de l'œil opposée à la première. Ce spasme peut n'être que

momentané et cesser avec l'irritation qui l'a produit ;
mais, s'il persiste, la déviation pourrait se maintenir et
nécessiter plus tard la section du muscle nouvellement
contracté. C'est pour éviter cet inconvénient, que M. Phillips conseille les frictions, autour de la moitié externe
de l'orbite, avec la pommade de belladone, ou bien l'ins-
tillation dans l'angle externe des paupières de deux gouttes de l'extrait de belladone (1). Chez un de nos opérés
nous avons eu occasion d'employer ce moyen ; mais il
est resté sans efficacité. Dans un cas du même genre,
où l'œil avait fui un peu en dehors après la section du
muscle droit interne, M. Florent Cunier dit avoir réussi
à faire cesser cette nouvelle déviation, en retranchant
un lambeau de conjonctive interne et en réunissant ensuite bien exactement les deux lèvres de la petite plaie,
au moyen de deux points de suture (2).

2.º *Des moyens orthopédiques.*

« La myotomie ne termine point la cure du strabisme,
» dit M. Ammon, restent encore le traitement consé-
» cutif et l'exercice orthopédique de l'œil (3). »
Comme on le voit, le chirurgien allemand semble ré-
server au traitement orthopédique la plus large part dans
la cure du strabisme, et cette assertion, qui peut être

(1) De la Guérison du Strabisme, dans Bulletin Général de Thérapeutique, février 1841, et l'Expérience, p. 157, t. 7.ᵉ
(2) Lettre à l'Académie des Sciences, séance du 25 octobre 1841,
dans l'Expérience, p. 204, n.º 226, 1841.
(3) *Monatsschrift*, *may und juny*, 1840 ; et dans l'ouvrage
de M. Cunier, p. 112.

vraie dans des cas exceptionnels, est beaucoup trop ab-
solue : car, non-seulement, dans la plupart des cas, l'opération est suffisante pour obtenir la cure radicale de la
difformité, mais encore nous avons observé que, même
dans les cas où l'orthopédie est indiquée pour compléter
le redressement de l'œil, elle échoue assez souvent, ou
bien elle n'est pas praticable.

C'est encore à Dieffenbach que l'on doit la première
idée de l'usage des moyens orthopédiques pour aider la
strabotomie. Quand il craignait une récidive, il attachait
au tendon d'insertion du muscle coupé ou aux lambeaux
flottants de la conjonctive un fil qui lui servait à porter
l'œil au milieu de l'ouverture palpébrale, et le fixait sur
la tempe ou le nez avec un emplâtre agglutinatif, selon
que le strabisme était interne ou externe. Nous ignorons
si ce moyen a réussi au chirurgien de Berlin ; mais nous
l'avons vu essayer sans succès plusieurs fois, parce que
le nœud du fil glissait, ou que le lambeau de conjonctive
cédait à la traction et se déchirait. Aussi préférons-nous
l'usage de lunettes dont les verres sont dépolis dans leur
moitié externe ou interne, selon le sens dans lequel on veut
exercer l'organe pour maintenir le redressement. Si l'œil
non opéré est également un peu louche, nous faisons dépo-
lir le verre du côté de la déviation, afin de forcer l'œil à rechercher la lumière dans le sens opposé et à s'y exercer,
et afin que les axes visuels fassent une nouvelle éducation
dans leur direction normale. Lorsque la contraction musculaire n'est que rudimentaire et le strabisme peu prononcé, il peut se faire que l'œil se dévie un peu en dehors ;
on a encore recours aux lunettes dont le verre de l'œil

opéré se trouve dépoli du côté de la nouvelle déviation.
M. Baudens conseille l'application d'une pyramide de
compresses sur l'angle externe, en même temps qu'il recommande au malade de porter souvent l'œil sain en dehors et de regarder son nez avec l'œil opéré, afin de
maintenir la rectitude du dernier et de faciliter ainsi
l'insertion régulière du muscle divisé. « Toutefois, dit
M. Baudens, il faut surveiller attentivement les moyens
orthopédiques, dans la crainte de reproduire l'affection
première, et se rappeler qu'une légère déviation, surtout
quand l'œil non opéré louche un peu lui-même, ne peut
être que favorable au succès définitif de l'opération (1). »
Cette assertion est souvent vraie, et nous en avons cons-
taté l'exactitude un grand nombre de fois, entre autres,
sur plusieurs de nos opérés. Il faut cependant avouer
que lorsqu'il survient ainsi une légère déviation externe,
on ne doit pas compter sur l'espoir de la voir cesser toujours seule, et il faut, dans tous les cas, y remédier à
temps et par tous les moyens possibles, sous peine de la
voir se maintenir.

Des bourgeons de cicatrisation.

Au bout de huit ou dix jours, après l'opération, on
voit s'élever sur la plaie conjonctivale une petite ex-
croissance fougueuse ou bourgeon muqueux dont l'aspect,
le volume et la consistance varient. Quelquefois, la conjonctive boursouflée forme une petite masse aplatie,
à surface grenue, qui acquiert tout son volume en quel-

______

(1) Baudens, ouvrage cité, p. 14.

ques jours. Alors la petite tumeur, de consistance pulpeuse, facile à déchirer, offre l'aspect transparent, opa-
lin , comme phlycténoïde, ayant à peine le volume d'une
petite groseille, et assez analogue à un petit polype
vésiculaire des fosses nasales, sauf la grosseur. Peu-
à-peu elle se rétrécit, sa base se pédicule insensiblement
jusqu'au point de ne tenir que par un petit collet très-
étroit qui se réduit au volume d'une forte épingle, et
qu'il est quelquefois difficile de distinguer, parce que la
paupière supérieure, écrasant la petite tumeur, l'aplatit
au point de cacher son pédicule dont on ne reconnaît
l'existence et la formation complète qu'en soulevant le
bourgeon avec un stylet ou en s'assurant que celui-ci
est bien mobile.

D'autres fois, le bourgeon est plus rouge, gorgé de
sang, très-friable et saignant facilement à la moindre
traction. Peu-à-peu il s'arrondit, se lisse, prend un
peu plus de consistance, et bientôt on distingue autour
de son collet les petits vaisseaux capillaires qui s'y
rendent et l'entretiennent; la conjonctive y est aussi
plissée par les efforts de la cicatrisation et offre un
fond rouge entretenu par la présence du bourgeon muqueux. Chez deux de nos opérés, qui avaient gardé leur
polype trente-huit jours, celui-ci avait acquis une consistance telle, que l'excision du collet fit entendre une
espèce de crépitation, et que le bourgeon lui-même
était jaune à l'intérieur et comme lardacé. Faut-il attribuer la production de ces bourgeons au plus ou
moins de soin que prend l'opérateur de nettoyer la
plaie? Il n'est pas douteux que le bourgeon survient

plus rarement, si on a soin d'exciser toutes les franges muqueuses flottantes après l'opération ; nous avons vu pourtant le bourgeon se former malgré cette précaution , et nous avons cru observer aussi que les individus lymphatiques y sont plus sujets; mais nous ne partageons pas l'opinion de M. Phillips qui dit que ces bourgeons poussent surtout chez ceux qui ont eu l'œil très-dévié, parce que nous avons remarqué le contraire bien des fois.

Il est curieux encore d'observer que le bourgeon ne survient jamais après la section du muscle droit externe pour le strabisme divergent ; seulement, parfois , la cicatrice s'élève et forme une petite surface dure, lissée, allongée , qui finit par s'user sous l'influence des mouvements réitérés de la commissure palpébrale qui exerce une compression douce et continuelle sur la plaie , et en opère facilement la cicatrisation à plat.

M. Florent Cunier conseille de cautériser avec la pierre infernale la plaie pour prévenir la formation du bourgeon. Ce moyen nous semble non-seulement trèsdouloureux , mais susceptible de donner lieu à une cicatrice bridée qui aurait l'inconvénient de favoriser la récidive de la difformité. En général, il vaut mieux laisser pousser ce bourgeon pour l'exciser ; mais on ne doit le faire que quand la petite tumeur a son collet bien formé, c'est-à-dire quand elle a subi , à sa base , un étranglement suffisant pour faire cesser toute circulation dans le corps du bourgeon ; alors seulement l'ablation doit en être faite. Quelques chirurgiens emploient pour cela les pinces ordinaires , ou l'érigne double pour

saisir le bourgeon ; mais comme celui-ci est très-facile
à se déchirer et à s'écraser, il en résulte que ces deux
instruments ont l'inconvénient de ne pas saisir convenablement, et que l'on ne réussit à faire l'ablation complète de ce bourgeon qu'en l'excisant par petites portions
et à plusieurs reprises. M. Baudens ne se sert pas des
pinces ; il appuie la main droite sur la joue du malade,
introduit les branches écartées des ciseaux, après avoir
fait ouvrir l'œil par un aide, et recommandé au malade
de regarder en dehors : saisissant alors ce moment favorable, il excise rapidement, et d'un seul coup, le pédicule de la tumeur. Ce procédé est sans doute plus ex-
péditif que le premier ; mais il est aussi plus difficile,
surtout quand le malade ne s'y prête pas de bonne volonté, et il n'est pas non plus toujours applicable, ce
qui oblige de recourir aux pinces dont nous avons si-
gnalé le défaut principal qui est d'écraser et de déchirer
la petite tumeur avant d'avoir saisi le pédicule. C'est
pour obvier à cet inconvénient que j'ai imaginé de faire
pratiquer, à la place des mors de la pince, deux petites
cavités qui peuvent loger le bourgeon sans l'écraser lorsque les pinces sont fermées, ce qui permet de saisir le
pédicule et d'en faire l'excision d'un seul coup. Cette
petite modification nous semble surtout avantageuse, lorsqu'on a affaire à des enfants indociles.

Quel que soit d'ailleurs le procédé employé, une fois
l'excision faite, la petite plaie saigne un peu, la rougeur
disparaît quelques heures après, et, le lendemain, la cicatrice est déjà faite. Quelquefois, le bourgeon se reproduit une seconde et même une troisième fois sur

le même individu; pour empêcher cela, on a aussi conseillé de cautériser immédiatement après l'excision; mais
il faut bien s'en garder, car cette cautérisation est fort
douloureuse et pourrait encore donner lieu à une cicatrice noueuse capable de reproduire la déviation.
Cette reproduction du bourgeon peut tenir à ce qu'on
ne l'a pas excisé complétement, et plutôt à ce qu'on
en a fait l'ablation trop tôt, dès le douzième ou quin-
zième jour, par exemple. Il faut donc temporiser; et,
dans aucun cas, on ne doit faire cette excision avant
le vingt-cinquième ou trentième jour, parce qu'alors seulement le pédicule en est bien formé, privé de vie,
plus solide et aussi plus facile à saisir; ajoutons qu'il
est indispensable de couper aussi ras que possible du
globe oculaire. Enfin, quand ce bourgeon est allongé et
aplati, et que le pédicule ne semble pas devoir se faire,
il faut encore bien moins se presser d'en faire l'ablation,
parce que cette espèce de bourgeon disparaît assez souvent de lui-même; c'est ainsi qu'une femme que nous
avions opérée d'un strabisme convergent droit portait
un de ces bourgeons aplatis; nous lui proposâmes de
l'enlever; elle s'y refusa et remit à quelques jours plus
tard. Nous ne la revîmes que plus de six semaines après
son opération, et elle revenait, non pas pour se faire
exciser le bourgeon, mais pour nous annoncer qu'il avait
disparu complétement; ce qui était vrai.

§ X. — DES INDICATIONS ET CONTRE-INDICATIONS DE LA STRABOTOMIE.

Dès que les premiers succès de la myotomie oculaire

furent connus , l'enthousiasme , on le sait , fut porté à son comble , et la plupart des chirurgiens qui avaient pris cette opération sous leur patronage, opéraient indistinctement toutes les variétés de strabisme qui se présentaient à leur observation. Nous aussi , nous avions conçu l'espoir que toutes les espèces de déviations de l'œil devaient être curables par la strabotomie ; mais aujourd'hui que les faits se sont multipliés , et que nous avons pu étudier et comparer entre eux les résultats consécutifs de plus de huit cents opérations de strabisme, tant de celles que nous avons vu pratiquer par les principaux chirurgiens de la capitale , que de celles que nous avons nous-même faites à Paris et à Nantes , nous sommes arrivé à cette conclusion , que l'opération la mieux faite peut échouer dans certains cas. Les insuccès, d'ailleurs, témoignent assez qu'il est des circonstances qui doivent contre-indiquer l'opération. Il est donc devenu indispensable de les bien apprécier , et de déterminer exactement dans quels cas la strabotomie est indiquée ou contre-indiquée.

Quelques chirurgiens, entre autres MM. Ammon, Crommelinck, Simonin , regardent comme seul susceptible d'être opéré avec succès le strabisme dû à une contraction musculaire active. M. le docteur F. Cunier établit la proposition suivante : « Le seul strabisme qui puisse être opéré avec succès , est celui qui est permanent et qui reconnaît pour cause l'excès d'action ou le manque de longueur du muscle dans la direction duquel existe la déviation. » Ce qui revient à dire, avec M. J. Guérin , que la myotomie ne peut guérir que le strabisme musculaire actif ou primitif, tandis que le strabisme musculaire passif ou consécutif est toujours réfractaire à l'opération. Les propositions ainsi établies sont trop absolues pour être admises comme règles générales ; et il suffirait, pour le prouver, de citer un seul exemple. En effet, le strabisme consécutif à une ophthalmie est curable par la myotomie, bien que cependant la contraction musculaire ne soit pas active ou primitive. Il nous semble donc préférable de prendre à part chaque complication ou variété de strabisme, pour déterminer s'il y a indication ou contre-indication de l'opérer. Cette manière de procéder sera sans doute plus longue, mais l'importance de ce paragraphe ne permet pas de faire autrement.

Commençons par poser en principe que l'opération est formellement indiquée, et a toutes les chances possibles de succès dans tous les cas où le strabisme est actif ou essentiel, c'est-à-dire toutes les fois que la rétraction musculaire sera occasionnée par les maladies éruptives, les convulsions partielles ou générales, la dentition, la présence de vers dans les intestins, la mauvaise habitude, l'imitation, le faux jour au berceau, une frayeur vive, ou quelque affection générale ou locale compliquée de phénomènes convulsifs susceptibles de déterminer une déviation oculaire. En effet, dans tous les strabismes primitifs dus aux causes précédentes, il n'y a aucun doute, le diagnostic est certain, et le prognostic favorable à la strabotomie ; mais il peut se présenter des cas embarrassants dont nous allons essayer de déterminer l'indication ou la contre-indication pour l'opération.

L'opération est-elle indiquée pour le strabisme convergent qui a été primitivement divergent, comme l'ont observé MM. Rognetta et Fl. Cunier? Ce dernier chirurgien cite, à ce sujet (1), l'observation d'un enfant à qui il refusa l'opération, parce que son strabisme, alors convergent, avait été d'abord divergent. Un autre médecin se chargea de l'opérer ; le strabisme convergent disparut, l'œil se redressa, mais bientôt le strabisme divergent primitif reparut. Bien que nous n'ayons pas observé cette variété, nous pensons que, dans des cas semblables, il faudrait imiter la conduite du chirurgien belge et refuser de faire la section musculaire, à moins que le malade ne consentît à une seconde opération dans le cas où le strabisme primitif se reproduirait après la première.

On doit s'abstenir de faire la section musculaire, quand le strabisme n'est pas très-prononcé, que la déviation n'est qu'à sa première période de développement, et, par conséquent, la contraction musculaire à l'état rudimentaire seulement: car fort souvent alors, on pourrait produire une déviation opposée. Du moins, on pourrait tenter, d'après Dieffenbach (2), d'exciser plusieurs lignes de la conjonctive oculaire avec les ciseaux courbes, ainsi qu'une portion du tissu cellulaire sous-conjonctival, tout près de l'insertion du muscle droit externe, si le strabisme est interne. Dans le strabisme divergent peu prononcé, Dieffenbach dit être arrivé au

(1) Ouvrage cité , p. 24.

(2) *Wochenschrift für die gesamnte heilkunde*, publié par Casper. — Et *Gazette médicale* de Paris, p. 779, t. 9.ᵉ, 1841.

même résultat en cautérisant la conjonctive de l'angle opposé ; une seule cautérisation suffit quelquefois pour obtenir le redressement de l'œil. Dans le cas d'excision simple d'un lambeau de conjonctive, Dieffenbach attribue la guérison au raccourcissement de cette membrane, par suite de sa rétraction ; et, dans le cas de cautérisation, il l'attribue non-seulement au raccourcissement de la muqueuse, mais à l'épaississèment du tissu cellulaire sous-jacent, et à la stimulation du muscle affaibli. De ces deux moyens, l'excision est préférable ; mais, d'après ce que nous avons dit de la contraction musculaire, nous pensons que rarement elle doit suffire à déterminer le redressement de l'œil.

Lorsque le strabisme est alternatif, il suffit, pour que l'opération soit indiquée, d'avoir pu constater avec certitude quel est l'œil le plus faible : car c'est celui-là qu'il faut opérer, l'autre ne louchant que par sympathie. Si on y parvient, le succès est certain ; sinon, il vaut mieux attendre et répéter souvent les expériences que nous avons indiquées ailleurs pour bien déterminer l'œil le plus faible. Aussi, dans un cas de ce genre, avons-nous refusé d'opérer ; on conçoit, en effet, que si le chirurgien venait à diviser le muscle de l'œil qui ne loucherait que par sympathie, il s'exposerait infailliblement à produire un strabisme opposé, sans avoir remédié à la difformité de l'autre œil.

Presque tous les chirurgiens ont été unanimes pour rejeter la myotomie dans le strabisme consécutif à la cataracte. Nous partageons bien cette opinion ; toutefois, si la cataracte n'est que centrale, l'opération peut être faite avec succès. Si elle est complète, la strabotomie est contre-indiquée, à moins d'abaisser la cataracte d'abord, et de diviser ensuite le muscle strabique, dans la même séance, comme nous l'avons vu faire par MM. Furnari et Phillips.

Si la déviation oculaire est occasionnée par la présence d'une taie sur la cornée, il se présente deux cas : 1.º Si la taie est placée de manière à ne pas empêcher les rayons lumineux d'arriver directement sur la rétine et que l'ouverture pupillaire ne soit pas déformée, il y a, pour nous, indication d'opérer, sans avoir à craindre une récidive : Un de nos opérés, affecté de strabisme convergent gauche avec complication d'une cataracte centrale et d'une taie sur la cornée, consécutive à une pustule variolique, nous offre un bel exemple de succès dans ce genre ; car depuis huit mois qu'il a été opéré, son œil s'est bien maintenu au centre de l'orbite. 2.º Si, au contraire, la taie est placée sur la cornée, vis-à-vis de l'ouverture pupillaire, de manière que la lumière ne puisse pas pénétrer dans l'œil par le centre de la cornée, la pupille se déforme en dehors (tandis que l'œil se dévie en dedans) pour faciliter la réception de la lumière par un point transparent de la cornée. Alors, la myotomie est contre-indiquée ; car, si on la faisait, le strabisme pourrait récidiver, puisque la cause première existerait toujours, ou bien le muscle droit externe, acquérant un surcroît d'action par la tendance qu'aurait l'œil à recevoir la lumière dans le sens de la déformation pupillaire, finirait par entraîner le globe dans l'angle externe.

L'opération est indiquée, quand la déviation est due

à une blessure d'un des muscles de l'œil, avec cicatrice vicieuse et adhérence au globe oculaire du muscle
contracté : car alors il y a raccourcissement forcé de ce
muscle. Dans deux cas de ce genre opérés par M. F.
Cunier (Obs. 1.re et 18.e), le succès a été complet. Nous
pouvons rapprocher le suivant, qui nous est propre :
Une jeune fille fut affectée, pendant quatre mois, d'une
fistule lacrymale, dont elle guérit par l'usage du séton.
L'inflammation du sac lacrymal s'était sans doute pro-
pagée au muscle droit interne et au tissu cellulaire voisin; il en résulta une cicatrisation vicieuse et bridée,
qui fit dévier l'œil en dedans. Nous eûmes recours à la
section du muscle droit interne, ce qui fut couronné de
succès.

Si la myopie a été cause du strabisme et que la déviation soit très-ancienne, l'opération est indiquée ; mais il
faudra faire porter ensuite des lunettes de myope, sans
quoi la myopie demeurerait une cause prédisposant à la
récidive de la difformité; si, avec la myopie, il n'y a
que strabisme momentané, il faut rejeter la section musculaire, car ici il n'y a pas de contraction pathologique
du muscle droit interne, et on produirait infailliblement
une déviation opposée, si on le divisait. Deux observations de ce genre se sont présentées à nous, et nous avons
refusé de pratiquer l'opération, conseillant seulement l'u-
sage de lunettes à verres concaves, dépolis dans le tiers
interne, afin de combattre la myopie en même temps que
la tendance à converger.

Inutile de dire que la strabotomie est formellement
contre-indiquée dans le cas de strabisme momentané

(*strabismus incongruus*), décrit par Troxler et Muller, dont parle M. Verhaeghe, et dont nous avons fait mention plus haut. Il en est de même de cette variété du strabisme, observée et décrite par Rossi, qui reconnaît pour cause la déformation congénitale de la cavité orbitaire, à moins que les progrès de l'ossification ne parviennent, avec l'âge, à régulariser la déformation osseuse.

Quelques auteurs, M. F. Cunier, entre autres, rejettent la section musculaire pour le strabisme fixe avec ankylose oculaire. De notre côté, nous soutenons, au contraire, que la myotomie peut très-bien guérir ces sortes de strabismes, faisant observer toutefois que, le plus souvent, il faut recourir à la section musculaire multiple, car rarement alors la division d'un seul muscle serait suffisante pour redresser l'œil.

Si la difformité est concomitante d'une occlusion de la pupille par suite d'iritis, ou qu'elle soit symptomatique d'une tumeur intra-orbitaire, il est inutile de dire que la strabotomie est contre-indiquée.

Toutes les fois que le strabisme est consécutif à une paralysie d'un des muscles de l'œil, quelle que soit d'ailleurs la cause de cette paralysie, la myotomie est inutile et doit être inévitablement suivie de récidive. En effet, si on coupe le muscle contracté, le globe oculaire se redressera, il est vrai, et se maintiendra même dans cette position durant quelques jours; mais, dès que le muscle divisé aura pris une nouvelle insertion sur la sclérotique, il est évident qu'il attirera de nouveau l'œil de son côté, puisque le muscle antagoniste paralysé ne saurait lui opposer aucune résistance. C'est sans doute à ce redressement momentané qu'on doit attribuer les succès que quelques chirurgiens disent avoir obtenus dans certains cas de ce genre ; du reste, presque tous sont d'accord aujourd'hui pour rejeter la myotomie pour ces sortes de strabismes.

Il en sera de même pour le strabisme suite d'hydrocéphale, d'apoplexie ou d'un accès de colère, et la strabotomie sera contre-indiquée pour recourir à d'autres moyens : car fort souvent alors la déviation s'efface au bout d'un certain temps avec l'affection cérébrale. Boyer cite une observation de ce genre, suite d'apoplexie (1). Il est à remarquer que sous l'influence d'un vésicatoire à la nuque, la déviation de l'œil augmentait, tandis qu'elle ne fit que diminuer et cessa entièrement par l'usage des antiphlogistiques, bains, eau de poulet, lavements, diète, etc. Si cependant l'affection cérébrale a cessé depuis long-temps, et que la déviation de l'œil soit restée, mais sans complication de paralysie et d'amblyopie amaurotique, dans ce cas seulement on pourra opérer avec chance de succès.

Lorsque le strabisme est consécutif à une ophthalmie, la strabotomie est indiquée, lorsqu'on peut constater déjà que la contraction musculaire est permanente. Nous irons plus loin, et nous dirons qu'une ophthalmie de la conjonctive, même concomitante, ne peut être une contre-indication pour faire ajourner l'opération ; en voici des preuves :

(1) T. 5.ᵉ, p. 624, ouvrage cité ; et tome 23.ᵉ du Journal Général de Médecine.

Observation. — Mlle L., âgée de 21 ans, est affectée de strabisme convergent gauche, depuis l'âge de quatre ans. Il y a deux mois, elle fut prise d'une blépharite aux deux yeux, qui résista à tous les moyens employés pendant plus de deux mois. Je pratique la section du droit interne, malgré cette complication défavorable. L'hémorragie fut assez abondante et procura un dégorgement salutaire : le lendemain, il y avait de l'épiphora, une légère photophobie et un peu de bouffissure de la paupière supérieure. Ces symptômes durèrent quatre jours; point de saignée, ni sangsues, et pour traitement des lotions froides, trois pédiluves sinapisés et un purgatif. Dix-huit jours après l'opération, la plaie conjonctivale était cicatrisée, et il ne restait aux paupières qu'une légère rougeur érythémateuse, qui céda facilement à quelques frictions avec la pommade au précipité blanc. Cette malade a été vue par MM. Poullet-Duparc, Manduit, Leray, Moriceau, qui ont pu constater non-seulement l'innocuité, mais j'oserai dire, l'influence salutaire de l'opération sur la résolution de la blépharite.

Observation. — M. Henri Dubuisson, âgé de 17 ans, fut atteint de conjonctivite aux deux yeux, à l'âge de six ans. Il en résulta, au bout de quelque temps, un strabisme divergent droit, qui ne fit qu'augmenter. Depuis cette époque, la conjonctivite a reparu trois ou quatre fois par an, mais plus souvent à l'œil droit. Le 14 avril, ce même œil s'est encore enflammé; le 18, je pratique la section du droit externe, malgré l'injection encore très-prononcée de la conjonctive. Le traitement consista en lotions froides et en deux bains de pieds; et, vingt-deux jours après, toute trace inflammatoire avait disparu. Aujourd'hui, l'œil s'est maintenu droit et la conjonctivite chronique et intermittente n'a plus reparu.

Ici se termine ce que nous avions à dire relativement aux indications et contre-indications de la strabotomie. D'après cela, on pourrait croire, peut-être, que l'opération est contre-indiquée dans beaucoup de cas ; il n'en est rien pourtant, et les contre-indications sont au contraire fort rares ; car, sur un nombre de 72 louches, nous n'avons eu que quatre fois lieu de refuser l'opération, pour des strabismes qui présentaient une des contre-indications mentionnées, ce qui donne une très-forte proportion en faveur des indications.

On peut rapporter au chapitre précédent les questions suivantes qui s'y rattachent :

Toutes les saisons sont-elles également favorables au succès de la strabotomie ?

Nous n'hésitons pas à répondre par l'affirmative, car jamais nous n'avons eu à observer aucun accident tant soit peu sérieux plutôt dans une saison que dans l'autre ; et pourtant il est vrai de dire que nous avons remarqué que, pendant la saison chaude, la résolution de l'inflammation s'opère plus lentement, et que la cicatrisation définitive se fait aussi un peu plus attendre.

Peut-on opérer à tout âge ?

Jusqu'ici, presque tous les strabotomistes ont opéré les louches à tous les âges. Cependant, MM. Cromme-

linck (1) et F. Cunier (2) pensent qu'il est inutile d'opérer
avant l'âge de douze ou quinze ans, parce que, disent-
ils, en avançant en âge, bon nombre d'enfants se débar-
rassent de leur strabisme, et que leur indocilité rend
l'opération impossible avant l'adolescence. Pour ce qui
est de la cure spontanée de cette difformité, nous ne répè-
terons pas ce que nous en avons dit dans un paragraphe
précédent ; qu'il nous suffise de rappeler qu'elle n'a lieu
que dans des cas, pour ainsi dire, exceptionnels, et qu'a-
lors même il reste encore des traces de strabisme momentané, comme nous l'avons observé une fois. En second
lieu, il est bien vrai que certains enfants sont indociles,
que leur agitation et leurs cris sont des difficultés de plus
pour l'opérateur ; mais une fois la tête convenablement
fixée, et les mains et les pieds maintenus par un aide,
nous ne voyons pas qu'il soit plus difficile de pratiquer
la strabotomie que toute autre opération à cet âge. Nous
pourrions ajouter que certains adolescents de 14 et 15
ans sont bien plus indociles que des enfants de 6 et 8 ans.
Enfin, si on se rappelle qu'en général plus le strabisme
est ancien, plus la déviation est prononcée et plus aussi
la vue est susceptible de s'affaiblir et de se détériorer,
on ne balancera pas à opérer dès l'âge de cinq ans, mais
pas avant, parce que, jusque-là, les convulsions peuvent
survenir et faire récidiver un strabisme antérieur qui aurait été opéré avec succès. Quant aux avantages que M.
le docteur Gairal pense qu'il y aurait à opérer dans un

(1) Mémoire sur le Strabisme Spasmodique, Bruges.
(2) *Loco citato*, p. 73.

âge plus avancé, nous n'avons pas remarqué, sur le grand nombre de louches opérés que nous avons observés, que l'âge adulte eût sur l'enfance des résultats plus avantageux, quant au succès définitif de l'opération.

Faut-il opérer les deux yeux dans la même séance, dans le cas de strabisme double?

Malgré le grand nombre d'opérations pratiquées jusqu'à ce jour, c'est encore une question aujourd'hui de savoir s'il est réellement plus avantageux, dans le strabisme double, d'opérer un seul ou les deux yeux dans la même séance, ou à des intervalles éloignés. On sait, en effet, que les opinions sont à peu près partagées sur ce point ; il n'est donc pas sans intérêt de connaître les inconvénients de l'une et l'autre manières de faire. Et d'abord il semble que la question ainsi posée ne doive concerner que le strabisme double ; il n'en est rien, car nous n'avons pas été peu étonné d'apprendre qu'un chirurgien belge, M. de Nobèle, va jusqu'à conseiller de faire l'opération *toujours aux deux yeux, lors même qu'il n'y a aucune trace de strabisme du côté sain,* c'est-à-dire même dans le cas de strabisme monoculaire (1). Mais un tel précepte n'est-il pas imprudent, puisqu'il est vrai qu'on ne saurait faire la section d'un muscle non contracté sur un œil sain et jouissant de toutes ses fonctions normales, sans donner lieu à un strabisme qui n'existait pas, et

______

(1) Bulletin de la Société de Médecine de Gand, juillet 1840 ; — et Florent Cunier, mém. cité, p. 121, 1841.

dans le sens opposé au muscle qui a été inutilement divisé. Aussi ne pensons-nous pas que le conseil de M. de Nobèle soit à l'avenir plus suivi qu'il ne l'a été jusqu'ici.

Maintenant, revenons à la question du strabisme double par l'opération double. M. Baudens, un des premiers, a remarqué qu'en opérant un seul œil, fort souvent, c'est-à-dire sept fois environ sur neuf ou dix strabismes doubles, l'autre œil se redresse, sinon complétement, du moins en grande partie, de telle sorte qu'il ne reste qu'un simple faux trait, peu prononcé, qui a toute chance de s'améliorer par la suite, et presque jamais assez disgracieux pour nécessiter l'opération. De notre côté, sur 18 strabismes doubles, la section musculaire n'a été pratiquée que sur un seul œil, et cette opération a déterminé le redressement complet de l'œil non opéré, dans 4 cas ; une grande amélioration, au point qu'il n'y avait plus que faux trait, chez 9 individus; et, chez 4, l'œil non opéré n'a pas subi de changement. Ce redressement de l'œil non opéré, par le seul fait de la rectitude de l'œil opéré, s'explique d'ailleurs facilement par la grande tendance des yeux à maintenir leur parallélisme, d'autant plus que, le plus souvent, ce second œil, moins dévié que l'autre, ne louche que sympathiquement. Il se passe donc ici, après l'opération, le même phénomène que lorsqu'un œil se dévie à la suite d'une convulsion, par exemple, et que, plus tard, l'autre œil vient aussi à se dévier sympathiquement ; le redressement après l'opération n'est donc aussi que sympathique. En supposant maintenant que l'œil non opéré ne se redresse pas, malgré la rectitude de l'autre, et malgré l'aide de moyens orthopédiques, il est encore bien temps de faire la seconde opération ; je dirai même qu'il est plus avantageux de temporiser, parce que le diagnostic n'en aura que plus de précision pour la seconde opération à faire. Si donc, dans la plupart des cas, l'œil le moins louche peut se redresser sympathiquement, sans être opéré lui-même, n'est-il pas présumable que, dans quelques cas, il arrivera que, s'il est opéré, il en pourra résulter un strabisme opposé ? Plusieurs observations mettent ce fait hors de doute : M. J. Guérin rapporte qu'une jeune fille de 18 ans fut opérée d'un strabisme convergent double, aux deux yeux, dans la même séance, par un chirurgien de province ; il en résulta une divergence double, surtout à droite, avec impossibilité de porter l'œil en dedans (1). M. Gairal cite aussi l'observation d'une jeune fille qui fut opérée, dans la même séance, d'un strabisme convergent double : l'œil droit s'est maintenu, mais l'œil gauche s'est dévié en dehors ; la jeune fille avait été opérée à Bruges (2). M. Verhaeghe parle d'un strabisme double qu'il a également opéré, dans la même séance, et l'œil gauche s'est jeté en dehors (3). M. Phillips a eu aussi un insuccès de ce genre pour une double opération (4). Nous pourrions encore ajouter à ces faits l'observation

(1) Gazette Médicale de Paris, p. 766, t. 9.e
(2) Mém. cité, p. 62.
(3) *Loco citato*, p. 73.
(4) Du Strabisme, p. 76.

de M. J. Glennie , que nous avons rapportée plus haut;
on sait qu'à la suite d'un strabisme convergent double,
opéré par M. Guérin , l'œil gauche de ce jeune homme
s'était fortement dévié en dehors , et un peu l'œil droit.

Ce n'est pas là le seul inconvénient d'opérer les deux
yeux en même temps : car, si l'un des deux vient à se
dévier un peu en dehors après cette double opération, il
est de toute probabilité qu'il ne se remettra plus au
centre de l'orbite , mais qu'il se déviera davantage ;
tandis que si un seul œil est opéré, et qu'il se dévie un
peu en dehors, on aura presque toujours la chance
de le voir se redresser, parce que l'autre œil, encore
strabique, sera là une cause permanente pour l'entraîner
dans son sens et l'exciter à reprendre sa position centrale. C'est donc un avantage et une ressource dont le chirurgien sera privé, s'il opère les deux yeux en même
temps. Les fauteurs de la double opération objectent encore que si on n'opère qu'un œil , beaucoup de malades
ne veulent plus se soumettre à une seconde opération
plus tard. Nous répondrons à cela que ce refus ne saurait être qu'exceptionnel , puisque, si le second œil reste
assez dévié pour exiger aussi la strabotomie, il n'est
pas probable que la personne s'y refuse, parce qu'elle
aurait, pour se faire redresser le second œil, les mêmes
raisons que ceux qui n'ont qu'un œil louche, et qui tien-
nent à se débarrasser de leur difformité; et, de plus,
elles ont un encouragement évident dans le succès de
la première opération, dont elles ont pu constater l'innocuité par elles-mêmes. Il faut convenir cependant que
certaines personnes pusillanimes répugnent à se faire

opérer l'autre œil. Nous avons éprouvé nous-même ce refus une fois ; mais, je le demande, même dans ce cas, n'est-il pas préférable, pour la responsabilité du chirurgien, de laisser au malade le regret de s'être refusé à une seconde opération, plutôt que de s'exposer à en faire une, inutile dans bien des cas, puisque souvent l'œil non opéré peut se redresser, surtout s'il ne louche que par sympathie, et même nuisible dans d'autres cas, puisqu'il peut résulter un strabisme opposé de l'opération faite aux deux yeux.

En résumé, il nous semble démontré que, dans le strabisme double, on ne doit opérer qu'un seul œil d'abord, surtout lorsque la déviation est inégale aux deux yeux ; parce que, le plus souvent alors, la contraction musculaire est pathologique d'un côté et sympathique de l'autre. On doit agir de même pour le strabisme parallèle, c'est-à-dire pour celui dans lequel la contraction musculaire est pathologique aux deux yeux, mais ceux-ci ayant conservé leur mobilité dans le sens opposé à la déviation. Enfin, le seul cas pour lequel nous admettions que l'on puisse faire la double opération en même temps, est celui dans lequel la contraction est telle, que les deux yeux ne peuvent se porter au-delà du centre de l'ouverture palpébrale, puisque, dans ce cas seulement, la double section du droit interne ne fait pas craindre une déviation opposée de l'un des yeux.

Quant à l'époque la plus favorable pour opérer le second œil, c'est seulement six semaines ou deux mois après la première opération, que l'on devra y songer, parce qu'alors la cicatrisation est terminée sur le premier œil, et que celui-ci a repris toute la liberté de ses mouvements, ce qui permet d'établir un diagostic plus certain sur l'étendue de la dissection que l'on aura à faire à l'autre œil.

§ XI. — RÉCIDIVE DU STRABISME, DÉVIATION OPPOSÉE, EXOPHTHALMIE.

A. L'opposition qu'a rencontrée la strabotomie dans le principe, était surtout basée sur ce qu'elle était suivie de récidives, que ses adversaires prétendaient être très-fréquentes; et ils n'avaient peut-être pas tout-à-fait tort à cette époque, puisque le chiffre des récidives égalait presque celui des succès. Cependant, il a bientôt été démontré qu'il fallait attribuer le grand nombre de ces mécomptes à ce que la section du muscle strabique était incomplète, et à ce qu'elle était faite dans bien des cas où elle était contre-indiquée. Une fois signalées, ces causes d'insuccès ont bientôt disparu. Les chirurgiens qui, d'abord, avaient éprouvé le plus de revers, ne comptent guère maintenant que des succès; et, aujourd'hui, on peut avancer, sans crainte d'être démenti par les faits, que le succès est la règle, et la récidive, l'exception.

Ayant eu occasion, dans tout le cours de ce travail, de faire connaître avec détail les causes de récidive du strabisme, nous nous bornerons simplement ici à les énumérer :

1.º Il y aura récidive, si on opère des strabismes dus à une paralysie, à l'atrophie, ou à la dégénérescence graisseuse du muscle opposé à la déviation.

2.º Dans le cas où la déviation est due à la présence d'une tumeur intrà-orbitaire.

3.º Si le muscle strabique a deux divisions antérieures, cette anomalie pourra donner lieu à la récidive, si on ne coupe qu'une seule de ces divisions.

4.º Si on fait une trop petite ouverture à la conjonctive, car fort souvent cette membrane bride l'œil suffisamment pour l'empêcher de se redresser malgré la section du muscle divisé. Il en sera de même si on ne débride pas assez l'aponévrose.

5.º On conçoit facilement que si plusieurs muscles sont contractés pour produire un strabisme, la section d'un seul ne saurait suffire pour guérir la difformité; si donc on ne fait pas la section multiple, on expose à la récidive, indubitablement.

6.º La trop grande fatigue de l'œil opéré, après l'opération, le spasme convulsif, la cautérisation de la plaie pour empêcher la production du bourgeon de cicatrisation, sont encore des causes de récidive.

7.º Si on n'a pas soin de réséquer le bout antérieur du tendon du muscle divisé, à son insertion à la sclérotique, il pourra se souder à l'autre bout du muscle, et rétablir la continuité de celui-ci en reproduisant la difformité. M. Phillips a ainsi opéré à dessein quatre louches, sans exciser le bout sclérotical du tendon ; et, dans l'espace de 10 à 23 jours, le strabisme avait récidivé chez tous les quatre ; une seconde opération a permis de constater la réunion des deux bouts divisés (1).

Il suffit d'avoir indiqué les causes de récidive du stra-

(1) Bulletin Général de Thérapeutique, mars 1841 , et l'Expérience, p. 282, n.º 201 , tom. 7.º , 1841.

bisme, pour faire voir que la plupart d'entre elles peuvent
être facilement évitées ; inutile d'ajouter que le moyen de
les éviter ressort de l'indication même de ces causes.

Lorsque , malgré toutes les précautions possibles, il y
a récidive, il faut recourir à une nouvelle section du
muscle ; cette tentative a été faite par plusieurs chirurgiens, dans des cas semblables, et toujours avec succès ;
jamais on n'a observé la récidive après cette seconde
section du même muscle, qui a toujours suffi pour redresser l'œil, et empêcher toute récidive ultérieure.

B. — Dans les cas où il se fait une déviation dans le
sens opposé, le plus sûr moyen d'y remédier est de faire
la section du muscle nouvellement contracté. Si cette
déviation n'était que très-légère, il faudrait auparavant
tenter les moyens orthopédiques. Outre les causes pouvant donner lieu à cette déviation opposée au strabisme
primitif, que nous avons mentionnées ailleurs, M. J.
Guérin en signale une nouvelle. Sur une jeune femme,
opérée par un autre chirurgien pour un strabisme convergent, le muscle divisé n'avait pas contracté une nouvelle insertion sur la sclérotique ; mais il s'était retiré
dans sa gaîne cellulo-fibreuse, et l'orifice antérieur de
celle-ci avait fini par se cicatriser, de manière à empri-
sonner entièrement le muscle ; de plus, le muscle antagoniste s'étant contracté, avait pris de fortes adhérences
avec les parties voisines (1). Dans un cas semblable, il
faudrait imiter la conduite de M. J. Guérin, qui, pour
remédier à la divergence de l'œil, eut recours à la divi-

____

(1) Gaz. méd. de Paris, p. 766, n.° 48, 1841.

sion du muscle droit externe, après l'avoir séparé de ses adhérences aux parties voisines, et rechercha ensuite le muscle droit interne, non regreffé, l'allongea, le dégagea de sa gaîne, et employa, en dernier lieu, l'orthopédie pour que le globe oculaire pût se maintenir au centre de l'orbite et faciliter une insertion convenable des muscles.

C. — Dans quelques cas, fort rares d'ailleurs, et surtout lorsque l'œil est très-saillant, la section musculaire a été suivie d'un peu d'exophthalmie. Cette saillie du globe oculaire est cause que la paupière inférieure est refoulée en bas, et que la sclérotique se trouve à découvert sous le segment inférieur de la cornée, en même temps qu'il y a une légère excavation du canthe interne. Attribuant cette saillie du globe à la chute de la caroncule lacrymale dans la profondeur de l'angle interne, M. Florent Cunier conseille d'y remédier en maintenant la caroncule à sa place, par le procédé suivant (1) : « A l'aide d'un fil non ciré, passé dans la partie moyenne des deux lambeaux de la plaie conjonctivale, il fait un point de suture qui est enlevé le troisième jour, l'adhérence au globe ayant déjà lieu. » M. Cunier recommande de ne pas mettre les lambeaux en contact immédiat, afin de ne pas donner lieu à la récidive, et il dit avoir employé ce procédé dans un grand nombre de cas. Convaincu qu'il doit aussi faciliter singulièrement la récidive de la difformité, nous lui préférons le suivant, qui consiste à faire fermer les paupières

(1) Annales d'oculistique, août 1841, p. 222, article du docteur Fleusser. — Et Gaz. Méd. de Paris, p. 701, 1841.

et à établir sur elles une compression modérée, pour donner le temps aux muscles divisés de se regreffer sur la sclérotique, de reprendre leur force contractile et de retirer en arrière le globe oculaire. Lorsque ce moyen ne réussit pas, et qu'après la cicatrisation de la plaie, l'œil conserve encore un peu trop de saillie, M. Baudens a proposé de fixer, au moyen de deux ou trois points de suture, l'angle interne de la paupière inférieure au point correspondant de la supérieure, après avoir d'abord enlevé avec des ciseaux courbes un pli tégumentaire en forme de croissant, selon la disposition de l'angle interne de l'orbite et de manière à agir en dehors des points lacrymaux (1). Dans une note insérée dans la *Gazette Médicale*, M. Guérin réclame pour lui la priorité de cette petite opération qu'il aurait, dit-il, pratiquée avant M. Baudens, en présence de MM. les docteurs Kuhn et Dechambre (2). Quoi qu'il en soit, il paraîtrait que c'est plutôt à M. Rognetta qu'il faut rapporter l'idée première de cette opération, d'après le passage suivant d'un Mémoire de ce médecin, publié dans la *Revue des Spécialités*, juin 1840 :

« Je pense, dit M. Rognetta, qu'on pourrait appliquer avantageusement à cette infirmité (l'exophthalmie) l'opération de Dupuytren, pour la guérison du prolapsus du rectum. Il serait très-facile de rétrécir la fente palpébrale en agissant vers l'angle externe, soit en rafraîchissant et

(1) Séance du 11 octobre de l'Acad. des Sciences. — Et l'Expérience, p. 173, t. 8.ᵉ, 1841.

(2) Gazette Médicale de Paris, t. 9.ᵉ, p. 669, 1841.

en réunissant, avec un point de suture, les bords tar-
siens, soit, ce qui vaudrait mieux encore, en excisant
deux petits lambeaux de conjonctive de l'angle externe,
et en rapprochant ensuite les surfaces saignantes pour
en obtenir la réunion (1).

Bienfaits de la Strabotomie.

Nous ne reproduirons pas tous les reproches qui ont
été adressés à la Strabotomie : car, s'ils ont pu trouver de
l'écho dans le principe, il n'en est plus de même aujour-
d'hui ; la Strabotomie a déjà fait ses preuves, et ses nombreux succès, qu'elle compte par milliers, sont là pour
prouver qu'elle n'est point une opération de luxe et de
pure coquetterie, puisqu'elle a le double avantage de rétablir la régularité du regard en donnant à la physionomie
l'expression qu'elle avait perdue, et de rendre la vue
meilleure en mettant les yeux dans les conditions normales, pour recevoir directement les rayons lumineux. Ces
avantages sont incalculables pour tous, en général ; mais
surtout pour les hommes qui exercent certaines professions publiques ; et, pour ne citer qu'un seul exemple des
bienfaits de la Strabotomie, nous le choisirons dans le
cercle même des hommes de notre profession. Voici
comment s'exprime à ce sujet M. le docteur Verhaeghe,
affecté de strabisme convergent droit, avec complication
de myopie et de diplopie, et opéré à Berlin, le 21 mars
1840, par le professeur Dieffenbach : « Après l'opération, dit-il, ma vue s'est promptement améliorée : il y a

(1) L'Expérience, p. 173, t. 8.ᵉ, 1841.

maintenant neuf mois depuis l'opération, et il y a six mois que j'ai recommencé mes études ordinaires, et mes yeux sont dans un état où, j'espère, ils persisteront toujours. Les axes visuels sont dans un parallélisme parfait ; par conséquent, la diplopie a disparu. Les yeux sont maintenant d'une égale force ; quand je ferme l'œil gauche, les objets ne changent plus de direction comme avant l'opération. Ma myopie me reste toujours, mais elle est moindre. J'ai pu échanger le n.º 10, que je portais, contre le n.º 14, et je vois aussi bien avec ces verres qu'avec les premiers. Indépendamment de ces avantages, M. Dieffenbach, en m'opérant, m'a rendu un service immense en ma qualité de chirurgien : d'abord, mon strabisme n'est plus une prévention contre moi, de la part du public ; ensuite, j'ai le regard beaucoup plus sûr, et je vois à une plus grande distance pour opérer moi-même (1). »

§ XII. — RÉSUMÉ DE MES OBSERVATIONS.

Après avoir fait connaître tout ce qui se rattache à l'histoire du strabisme, nous croyons utile de donner un résumé de nos observations.

Sur les 68 strabismes que nous avons opérés, il y en avait 41 siégeant à l'œil droit, et 27 à gauche, ainsi répartis :

Strabismes convergents doubles. 18
Strab. convergents simples à droite. 19
Strab. convergents simples à gauche. 13
Strabisme divergent double. 1

(1) Mém. sur le Strabisme, p. 62 ; Bruges, in-8.º, 1841.

Strab. divergents simples à droite.   7

Strab. divergents simples à gauche.   3

Strab. convergents obliques en haut.   6

Strabisme supérieur.   1

TOTAL. 68

Sur ce nombre, il y avait 3 strabismes congénitaux seulement.

Sur les 57 strabismes convergents (simples ou doubles), la diplopie existait chez sept avant l'opération, et chez trois après l'opération.

Sur les 11 strabismes divergents, chez un seul la vue double qui existait avant l'opération a encore continué après pendant quinze jours, et ce strabisme était divergent double.

La pupille s'est trouvée dilatée quatorze fois sur l'œil louche, et huit fois sur l'œil non dévié, celle de l'œil louche restant normale.

Sur les 18 strabismes convergents doubles, deux fois seulement les deux pupilles étaient également dilatées, sept fois l'une des deux était seule dilatée, et neuf fois elles étaient normales.

Pour 11 strabismes divergents, quatre fois il y avait asthénie visuelle de l'œil dévié, et sept fois la vue était restée à peu près normale.

Parmi les 56 strabismes convergents, la vue était plus faible dans 47 cas, dont quatorze fois pour le strabisme double, la faiblesse visuelle siégeant sur l'œil le plus dévié.

Le bourgeon de cicatrisation dont nous avons parlé,

s'est montré sur dix de nos opérés, c'est-à-dire une fois sur sept.

Trois fois la section musculaire a donné lieu à une légère déviation opposée au strabisme primitif.

Dans trois cas, l'œil opéré a subi un peu d'exophthalmie qui a presque entièrement disparu chez un d'entre eux, sous l'influence d'une légère compression sur les paupières.

Chez deux opérés, la difformité a récidivé en partie, et l'œil n'est qu'incomplétement redressé.

Toujours un seul œil a été opéré à la fois pour les strabismes doubles, et sur le nombre de dix-huit de ce genre, quatre fois l'œil non opéré s'est redressé sous l'influence de l'opération de l'œil le plus dévié; neuf fois il y a eu amélioration telle sur l'œil non opéré, que le strabisme primitif a été réduit à un simple faux trait, et quatre fois l'œil non opéré n'a subi aucun changement.

A ce résumé, nous ajoutons quelques observations intéressantes de strabismes qui ont nécessité la section musculaire multiple.

PREMIÈRE OBSERVATION.

Mlle Françoise Leflot, âgée de 22 ans, est louche de l'œil gauche, depuis l'âge de 3 ans ; mais elle ignore la cause de sa difformité. Depuis quelques années surtout, cet œil s'est beaucoup affaibli, et lorsque l'œil droit est fermé, c'est à peine si cette jeune fille distingue une plume, à 33 centimètres de distance. La cornée est à moitié cachée derrière la caroncule lacrymale, et c'est avec peine que le globe oculaire peut se porter au milieu de l'ouverture palpébrale. La pupille est un peu plus dilatée que celle de l'œil sain, mais il n'y a pas de vue double. Je fais la section du muscle droit interne, mais l'œil ne s'est pas redressé de plus d'une ligne; la section du grand oblique n'amène que peu d'amélioration. Dès lors, je me décide à couper le droit supérieur et le droit inférieur, et, aussitôt, l'œil est venu se placer au centre de l'orbite. La plaie est épongée avec de l'eau froide et une compresse maintenue par un bandeau de toile, appliqué sur l'œil opéré. Pour tout traitement, je conseille les lotions froides, de cinq en cinq minutes, deux bains de pieds sinapisés et la diète. Le lendemain, la malade nous dit avoir bien dormi et n'avoir eu qu'un peu mal à la tête; la plaie est belle, la conjonctive peu injectée. Quelques jours après, il se fait un boursouflement de la plaie qui dure six jours, et, le vingt-deuxième jour après l'opération, la guérison était complète et l'œil avait conservé sa position centrale.

2.ᵉ OBSERVATION.

M.ˡˡᵉ Simoneau, âgée de 24 ans, est affectée d'un strabisme convergent double, mais plus prononcé à droite, depuis sa naissance. Les pupilles sont très-dilatées, mais également; point de vue double. L'œil gauche a conservé toute sa mobilité, même dans le sens opposé à sa déviation; l'œil droit est complétement déjeté dans le canthe interne, la cornée est en grande partie cachée par la caroncule, et, lorsqu'on ferme l'œil gauche et qu'on engage la malade à porter son œil droit vers l'angle externe, celui-ci arrive jusqu'à une ligne environ au-delà du centre de l'ouverture des paupières et ne peut aller plus loin, malgré les plus grands efforts. Si la malade persiste à garder son œil dans cette position, elle se plaint de ce qu'il fatigue beaucoup, et, après quelques secondes seulement, le bulbe retombe dans l'angle interne, malgré la volonté de la malade. Division du muscle droit interne, et les instruments dilatateurs une fois ôtés, nous ne constatons aucun changement dans la position du globe; section du muscle grand oblique, légère amélioration; enfin, les muscles droits supérieur et inférieur sont coupés, l'aponévrose débridée en haut et en bas, et toutes les franges muqueuses flottantes soigneusement excisées avec les ciseaux courbes. Lotions froides continues, deux bains de pieds, diète. La nuit a été assez bonne, et, le lendemain, la malade se plaint de quelques nausées et d'une légère céphalalgie sus-orbitaire. Cependant, le même traitement est continué, et nous accordons deux soupes. Le troisième jour, les symptômes précédents avaient cessé; le quatrième, les lotions froides sont supprimées et un purgatif prescrit. Les jours suivants, la plaie marche vers la guérison, qui a lieu trois semaines après. — Ce qui étonnera dans cette observation, c'est de dire que, malgré la section de quatre muscles, l'œil non-seulement ne s'est pas dévié en dehors, mais a aujourd'hui plutôt un peu de tendance et plus de mobilité en dedans, ce qui me fait supposer que le muscle droit externe et le petit oblique étaient un peu atrophiés et qu'ils avaient perdu par conséquent une partie de leur force de contraction.

3.ᵉ OBSERVATION.

M. Aimé Huart, âgé de 20 ans, attribue un strabisme convergent double dont il est affecté, à la rougeole, qu'il a eue à l'âge de trois ans. L'œil droit ne louche que par sympathie et se meut avec facilité dans tous les sens; mais l'œil gauche est strabique au plus haut degré, et de plus la paupière supérieure de ce côté est tellement relâchée, qu'elle retombe sur l'inférieure, ce qui fait paraître l'œil plus petit; et il en résulte que l'ouverture palpébrale n'a guère que quatre millimètres, de haut en bas. Outre le strabisme convergent, l'œil gauche se cache obliquement en haut vers la racine du nez. Dilatation des pupilles, normale; pas de vue double. L'œil gauche est aussi plus faible que le droit et se porte très-difficilement au centre de l'orbite. Section du muscle droit interne et du grand oblique, amélioration; division, aussitôt après, du droit supérieur et du droit inférieur, dans leur moitié interne seulement. Le bulbe se met au milieu de l'ouverture palpébrale, mais avec une légère exophthalmie. Lotions froides, bains de pieds. Le lendemain, l'œil s'est un peu dévié en dehors, l'inflammation est assez intense, et le malade accuse de la céphalalgie. Purgatif et continuation du traitement. Quelques jours après, la réaction était apaisée et l'œil s'était remis au centre des paupières, ce qui m'a fait penser qu'il ne fallait pas attribuer ici la déviation opposée à la section de plusieurs muscles, mais bien à un spasme momentané du muscle droit externe, par suite de son irritation sympathique. La guérison a été complète au bout de 25 jours.

4.ᶜ OBSERVATION.

Strabisme convergent gauche avec nystagme; atrophie du globe oculaire; section de quatre muscles; guérison.

M. Rolland, âgé de 25 ans, est affecté d'une déviation de l'œil gauche, oblique en haut et en dedans, tellement prononcée, que l'on voit à peine un quart de la cornée, dont le reste est caché sous l'apophyse orbitaire interne et vers la racine du nez. Si on recommande au malade de fixer un objet, l'œil droit seul est employé et l'œil gauche ne se déplace pas, de sorte que l'on ne voit que le blanc de l'œil, et que cet organe ressemble plutôt à un moignon; la vue y est d'ailleurs extrêmement affaiblie, et la pupille, l'iris, la cornée et le globe lui-même, sont au moins d'un tiers plus petits que sur l'œil droit. Si on ferme l'œil sain et que l'on engage le malade à regarder en dehors ; l'œil gauche se redresse, se porte jusqu'au milieu de l'ouverture palpébrale, et, au bout de quelques secondes, il est si fatigué du spasme convulsif qui l'agite, qu'il retombe dans l'angle interne. La fente palpébrale est plus petite et moins ouverte qu'à droite. — Section du droit interne, aucun changement; division du droit supérieur et du grand oblique, l'œil se redresse incomplétement, mais se dirige un peu en bas; section du droit inférieur, et le bulbe se porte convulsivement sous la paupière supérieure et directement en haut. Je recherche s'il n'y a pas quelque fibre du droit supérieur échappée, et après m'être bien assuré qu'il ne reste plus rien en haut, j'a-

bandonne le malade et lui prescris le traitement ordinal.
Huit jours après, l'œil avait un peu descendu, et, si
semaines environ après l'opération, je fis une nouvee
section du droit supérieur, et la pupille se trouva ds
lors au milieu de la fente palpébrale. Le nystagme a di-
paru. Depuis trois mois et demi que l'opération a été
faite, le globe a un peu augmenté de volume, et, par a
saillie légère causée par la section multiple, il se troue
aujourd'hui à peu près égal à l'autre; du moins, le cor-
traste entre ces deux yeux n'est plus aussi choquant.

DEUXIÈME PARTIE.

APPLICATION DE LA SECTION MUSCULAIRE A LA GUÉRISON
DE QUELQUES AUTRES AFFECTIONS DE L'ŒIL.

La myotomie oculaire, que nous venons de voir si heureusement appliquée à la cure radicale du strabisme, a reçu depuis de nouvelles applications et a été employée avec des avantages incontestables pour remédier à quelques affections de l'œil, telles que le nystagme, la myopie, la disposition à la fatigue des yeux, l'amaurose par contraction musculaire, l'obscurcissement occupant le centre de la cornée et nécessitant le déplacement de la pupille.

A. — *Nystagme ou spasme convulsif du globe oculaire.*

Qu'il existe seul ou qu'il complique le strabisme, le nystagme consiste en des mouvements plus ou moins rapides d'oscillations obliques ou latérales de dedans en dehors et de dehors en dedans, qui ont pour cause le spasme convulsif des muscles obliques ou des muscles droit interne et droit externe, ou de tous en même temps. Cette affection entraîne toujours un grand trouble de la vue et même un certain degré d'amblyopie amaurotique, qui résulte de la trop grande mobilité de l'œil; le plus souvent, elle siége aux deux yeux, mais elle peut n'exister

que sur un seul œil et complique toujours alors le strabisme, et c'est surtout dans ce dernier cas que la myotomie a le plus de chance de succès.

Dieffenbach, le premier, a remarqué qu'en guérissant
le strabisme par la section musculaire, on fait cesser le
spasme oculaire. De notre côté, nous avons eu occasion
d'observer et d'opérer trois individus affectés de nystagme; et, chez tous, le spasme était accompagné de déviation
strabique. Voici un résumé de ces observations :

PREMIÈRE OBSERVATION. — *Strabisme convergent droit ;
spasme convulsif oscillatoire latéral ; section du muscle droit interne ; guérison des deux affections.*

Mlle H***, âgée de 13 ans, est affectée de strabisme
et de nystagme de l'œil droit, depuis l'âge de deux ans ;
quelques mois après l'apparition de la déviation oculaire,
par suite de convulsions vermineuses, l'œil fut pris de
mouvements convulsifs, intermittents d'abord, puis con-
tinus. L'œil droit est profondément caché dans l'angle
interne et se meut difficilement en dehors. Si on ferme
l'œil gauche et que l'on recommande à la malade de regarder du côté de ses tempes, le bulbe se porte un peu
au-delà du centre de l'ouverture palpébrale, l'on voit la
pupille se dilater, le spasme devenir plus rapide, et l'œil,
bientôt fatigué, retomber dans l'angle interne. La vue y
est très-faible, mais pas double. — Division du muscle
droit interne, et débridement en haut et en bas de la
conjonctive et de l'aponévrose oculaire. Redressement de
l'œil et cessation du spasme ; l'opération et le traitement
n'ont rien offert de remarquable, et la guérison s'est bien
maintenue depuis.

DEUXIÈME OBSERVATION. — *Spasme convulsif des deux yeux ; diplopie ; myopie ; strabisme convergent double ; section des deux muscles droits internes sur les deux yeux , et du grand oblique et droit externe sur l'œil gauche ; guérison de ces affections , et diminution du spasme convulsif.*

M.ᴵˡᵉ C***, âgée de 11 ans, a eu, à l'âge de deux mois, une ophthalmie catarrhale, d'où est résulté un strabisme convergent double, avec spasme convulsif des deux yeux et diplopie. Peu à peu la vue s'est affaiblie, au point qu'aujourd'hui la petite malade ne distingue bien un objet qu'à 12 centimètres environ. Le nystagme est des plus prononcés, et chaque oscillation latérale du globe se fait avec une telle rapidité , que l'on peut en évaluer approximativement le nombre à 170 par minute. — Section du droit interne de l'œil droit, rectitude de l'œil et cessation du spasme ; quelques jours après, le nystagme reparaît un peu, et, à l'œil gauche, il n'a pas subi de changement. Guérison de la plaie au bout de 17 jours. Vingt-six jours après cette première opération, section du droit interne , grand oblique et droit externe sur l'œil gauche ; cessation du nystagme immédiatement ; traitement ordinaire. Un mois après, le spasme reparaît de nouveau, mais avec moins de rapidité qu'avant l'opération. La diplopie a disparu, et la vue s'est allongée d'une manière fort notable. Le spasme est cause que cet œil gauche se dévie un peu en dehors, ce qui me porte à penser que le petit oblique y participe ; et, en faisant la section de ce muscle, sans nul doute, le nystagme disparaîtra ou du moins s'affaiblira encore beaucoup.

TROISIÈME OBSERVATION. — Le sujet de cette observation est le nommé Rolland, dont j'ai déjà rapporté
l'histoire, à propos de quelques observations de section
musculaire multiple. Aussi, ne donnerons-nous ici que
ce qui a rapport à son nystagme.

L'œil gauche est seul affecté de spasme convulsif et
de strabisme convergent avec atrophie du globe oculaire.
Le mouvement convulsif est peu rapide, mais il est continu et se fait obliquement en haut, vers la racine du
nez; durant ce mouvement, le globe décrit un quart de
rotation, de dedans en dehors. La vue est très-affaiblie
sur cet œil, et le malade dit que jamais il ne se sert de
cet organe pour voir. — Section des muscles droits interne supérieur et inférieur, et grand oblique; cessation
du nystagme. Trois mois après, j'ai revu le malade, et
le spasme n'avait pas reparu.

M. Florent Cunier parle aussi d'une demoiselle de
Bruxelles, sur laquelle, dit-il, il aurait réussi à faire cesser complétement le mouvement spasmodique par la section du muscle droit interne, en pénétrant au trois quarts
de son épaisseur (1).

Sur un enfant de 10 ans affecté de nystagme aux
deux yeux avec strabisme convergent double, et observé
par M. Phillips (2), la section des muscles droits internes
et droits externes a presque fait disparaître le mouvement oscillatoire convulsif, qui existait à un haut degré sur les deux yeux.

(1) Mémoire cité. p. 122.
(2) Extrait de l'ouvrage de M. Dufresse, p. 98.

Lorsque nous assistions aux opérations de M. Baudens, nous avons vu ce chirurgien opérer un enfant de 14 ans affecté de strabisme divergent peu prononcé à l'œil droit, et surtout d'un nystagme des deux yeux, avec complication d'une myopie fort avancée. La section du muscle droit interne et grand oblique en dedans, du droit externe et petit oblique en dehors, a produit un résultat des plus satisfaisants pour la myopie ; et le nystagme avait cessé, sauf quelques petits mouvements légers et rares dans le sens *vertical* ; ce qui pourrait faire supposer que les muscles droits, supérieur et inférieur, participent encore à ce spasme convulsif.

Jusqu'ici, il n'a été fait mention que du nystagme compliqué du strabisme ; mais nous devons dire aussi que la section musculaire a des résultats tout aussi satisfaisants pour le nystagme qui existe sans strabisme. Par exemple ; chez un enfant de 13 ans, affecté, depuis la naissance, d'un nystagme latéral double, dont M. Phillips cite l'observation dans son traité de Ténotomie sous-cutanée, le spasme convulsif existait sans strabisme, mais avec amblyopie amaurotique. La division des muscles droits internes et externes aux deux yeux a amené aussitôt une grande amélioration du nystagme, qui a fini par disparaître entièrement, mais sans changement pour la vue, qui est restée courte.

En résumé, on peut dire que le nystagme est susceptible de guérison, ou tout au moins d'une très-grande amélioration, sous l'influence de la section musculaire ; que la division d'un seul muscle (droit interne, ou grand oblique, par exemple), suffit pour faire cesser le spasme,

quand celui-ci complique le strabisme et lui est consécutif, et qu'il n'existe qu'à un faible degré ; que le nystagme réclame la section de plusieurs muscles, des deux
obliques, du droit interne et externe, ou de ces quatre
muscles en même temps, quand il est très-prononcé et
qu'il existe aux deux yeux ; enfin, que l'opération d'un
seul œil suffit très-rarement pour faire cesser le spasme
des deux yeux.

B. — *Myopie et disposition à la fatigue des yeux.*

Tous ceux qui ont opéré des louches ont été frappés
de voir que la section musculaire guérissait, non-seulement le strabisme, mais fort souvent l'asthénie visuelle,
et même la myopie, qui en est quelquefois concomitante.

M. Phillips, d'abord, avait cru remarquer que cette
amélioration de la myopie avait lieu dans quelques cas
où il avait fait la section du grand oblique, et il s'est
demandé si la myopie ne pouvait pas tenir à la contraction de ce muscle (1), et si la division de ce muscle ne
pourrait pas guérir la myopie, même dans les cas où elle
existe seule ? M. le docteur Bonnet (de Lyon), adoptant
la même idée, s'est livré à de nombreuses expériences
sur le cadavre et sur les animaux, et a été conduit à
attribuer la myopie à l'élongation du globe oculaire et à
son écrasement par la contraction des muscles obliques,
mais surtout du petit oblique (2); enfin, le docteur J.
Guérin, tout en admettant aussi une myopie mécanique

(1) *Loco citato*, p. 124.
(2) Séance du 5 avril de l'Académie des Sciences, et Journal
l'Expérience, p. 223, t. 7.ᵉ, 1841.

ou musculaire, la suppose, au contraire, produite par
la brièveté primitive, ou par la rétraction active des
quatre muscles droits, et lui reconnaît, comme au strabisme mécanique, les caractères fournis par la forme du
globe oculaire, et les mouvements des yeux, tels que
la conicité de la moitié antérieure du globe en avant,
son aplatissement latéral dans la direction des muscles rétractés, en même temps que les mouvements des
deux yeux sont bornés, surtout dans le sens du muscle
le plus rétracté (1).

Il serait sans doute fort difficile, quant à présent, de
chercher à concilier ces opinions si opposées sur le mé-
canisme de la compression des muscles obliques ou des
muscles droits pour produire la myopie, puisque en effet
le mode d'agir de ces muscles est fort différent ; il nous
suffit donc de constater que, dans quelques cas, la compression des muscles de l'œil peut faire éprouver à celui-ci
des changements de forme tels, qu'il en résulte de la
myopie, et que celle-ci peut être plus ou moins améliorée ou guérie par la division d'un ou de plusieurs de
ces muscles, surtout quand elle existe sans complication. On trouve un exemple frappant de l'influence favorable de la myotomie sur la myopie mécanique dans
le mémoire de M. Baudens. Le jeune Brœkwell était
affecté d'une myopie tellement avancée, que ses parents
pensaient l'envoyer à l'établissement des jeunes aveugles.
Les yeux étaient fort saillants, la cornée convexe et

(1) Mém. sur la Myopie, Gaz. Méd., mars 1841, et l'Expérience, p. 157.

très-conique, et la vue si faible, que l'enfant pouvait
à peine distinguer le jour des ténèbres, avec l'œil droit.
La division des muscles droit interne, droit externe,
grand et petit oblique, a produit une amélioration telle,
que trois jours après l'opération, l'enfant distinguait la
couleur de la fumée qui sortait d'une cheminée placée à
plus de cinq mètres de lui (1). Ayant assisté à cette
opération, nous pouvons dire que le résultat nous en
a semblé d'autant plus beau, que tous les moyens avaient
échoué jusqu'alors.

M. Guérin, dans son mémoire, dit avoir obtenu des
succès, en coupant, soit les quatre muscles droits, ou
les deux muscles antagonistes, soit le droit interne ou
externe, soit le droit supérieur et inférieur. Entre autres observations, ce chirurgien cite celle d'un homme
de 50 ans, réformé pour une myopie très-prononcée,
avec strabisme divergent. Cet homme, qui ne pouvait
lire qu'avec des verres n.º 3, avait tellement gagné par
la section musculaire, que, quelques jours après l'opération, il pouvait lire les caractères du *Moniteur,* sans
lunettes. Chez un jeune homme de 18 ans, affecté de
myopie double, qui se servait de verres n.º 7, et qui
ne pouvait voir, sans lunettes, qu'à la distance de 12
centimètres, la section des muscles droits internes et
externes, dit M. J. Guérin, a modifié la myopie au
point qu'après l'opération, ce jeune homme distinguait,
à 10 mètres, des objets qu'il ne pouvait voir, avant l'o·
pération, à la même distance ; et, à 100 mètres, il voyait

(1) Mémoire cité, p. 96.

une statue qu'il ne distinguait ensuite que difficilement, en se servant du n.° 13.

Pour remédier à la myopie, M. Bonnet a choisi la section du petit oblique, à son insertion à l'orbite (1); sur dix individus opérés ainsi, huit ont guéri de leur myopie, en gagnant de 5 à 8 numéros sur les lunettes qu'ils portaient avant l'opération; deux fois le résultat a été nul.

Mais, c'est surtout pour remédier à une affection encore peu étudiée, que la section du petit oblique a eu un résultat favorable. En effet, M. Bonnet, rattachant la cause de la disposition à la fatigue des yeux à l'action musculaire, lui a appliqué la myotomie; et, le succès qu'il a eu sur six individus, confirme ses heureuses prévisions, puisque tous les six ont parfaitement guéri, et n'ont plus éprouvé la fatigue extrême à lire et même la douleur au fond de l'orbite, qui sont caractéristiques de cette affection. Chez deux des opérés, l'opération n'ayant été faite que sur un seul œil n'a presque rien produit; mais, sur les six autres, l'étendue de la vue a presque été doublée pour la lecture et triplée pour la vue à distance (2). La disposition à la fatigue des yeux a reçu, de M. Petrequin, le nom de *kopiopie* ou *ophthalmokopie* (ωψ, œil, vue, οφθαλμος, œil, et χοπιαω, se fatiguer). Le docteur J. Adams relate aussi une observation d'ophthalmokopie (amaurose partielle de l'auteur) chez une femme-de-chambre, âgée de 22 ans, qui ne pouvait te-

(1) Nous avons décrit ailleurs le procédé opératoire employé par M. Bonnet pour la section du petit oblique.

(2) Mémoire sur la myopie et la disposition à la fatigue des yeux; Gazette Médicale de Paris, n.° 30, p. 571, 1841.

nir le regard sur de petits objets, sans éprouver une fatigue extrême de la vue et même de la douleur au fond de l'orbite. La section du muscle droit interne amena un strabisme divergent avec diplopie ; et, quinze jours après, le droit externe ayant été divisé, la diplopie cessa, l'œil reprit sa position centrale , et la vue gagna beaucoup , sans qu'il en résultât de la fatigue (1).

Bien qu'il ne faille encore rien conclure d'un aussi petit nombre de faits , il est cependant bon d'observer que les résultats obtenus jusqu'ici sont assez satisfaisants et surtout assez favorables à la myotomie pour qu'on ne puisse adopter l'opinion de M. Bouvier, qui prétend que la section musculaire ne saurait guérir la myopie qui accompagne le strabisme (2) , ni celle de M. Bourjot-Saint-Hilaire, qui regarde l'opération comme dangereuse et inutile, et selon qui, le meilleur moyen est de quitter la profession que l'on a et de regarder de très-loin , afin de laisser les muscles dans un relâchement habituel (3).

C. — *Amaurose par contraction musculaire.*

Les succès dus à la myotomie dans les affections que nous venons de citer, telles que la myopie mécanique et l'ophthalmokopie, ont naturellement conduit quelques chirurgiens à tenter la division d'un ou de plusieurs muscles orbitaires pour guérir certaines amau-

(1) *Provincial medical and surgical journal*, cahier d'avril 1841 ; et Gazette médicale , p. 665 , t. 9°.

(2) Mémoire sur quelques formes pathologiques de la vision , dans l'Expérience , p. 256 , 1841 , lu dans la séance du 20 avril de l'Académie de Médecine.

(3) Séance du 5 avril , t. 7°. Journal l'Expérience , p. 223, 1841.

roses de même nature, c'est-à-dire qui semblent dues aussi à une contraction spasmodique musculaire.

On doit à M. Phillips deux faits curieux d'amaurose mécanique guérie par la section musculaire, les voici :

Première observation. — Un homme de 43 ans est affecté de strabisme divergent gauche, avec cécité complète et dilatation extrême de la pupille. Section du muscle droit externe ; quelques jours après, la vue s'était éclaircie notablement, au point que le malade pouvait se conduire ; l'amélioration ne fit ensuite qu'augmenter.

2.ᵉ *Observation.* — Il s'agit d'un Russe (de Saint-Pétersbourg), âgé de 48 ans, affecté d'une amaurose double, sans strabisme ; l'œil droit était mobile, mais le gauche demeurait fixe, la pupille étant très-dilatée et privée de mouvement. La section du droit interne ayant produit une déviation en dehors, le droit externe fut divisé, l'œil reprit sa position normale, et le malade recouvra la vue (1).

Dans une lettre adressée à l'Académie des sciences, M. Petrequin annonce également avoir eu occasion de faire une opération semblable chez deux ouvriers, l'un âgé de 17, l'autre de 18 ans, qui avaient tous les deux une amaurose incomplète de l'œil gauche, avec une tendance assez forte à la convergence, par moments. La section des muscles droits internes rétablit la vue (2). Le même chirurgien ajoute avoir reçu de M. Sperino, de Turin, l'histoire d'une opération semblable dont les résultats confirment les siens.

(1) Du Strabisme, p. 105, in-8.º, Paris, 1841.
(2) Gazette Médicale, p. 587, n.º 37, septembre 1841.

Enfin, à ces observations, nous en ajouterons une dernière qui nous est propre, et dont voici le résumé:

Observation. — Mlle Rosalie Viot, âgée de 27 ans, d'un tempérament lymphatique, a eu, à l'âge de 15 ans, une ophthalmie scrofuleuse très-intense, avec photophobie, larmoiement considérable et blépharite. Cette affection dura trois mois, et l'œil gauche, qui était le plus malade, se dévia en dehors. Quand je la vis, le tiers de la cornée était caché derrière la commissure externe des paupières; la pupille en est très-dilatée, un peu ovale, de haut en bas, et à peine mobile. La pupille droite est à l'état normal. Si on ferme l'œil droit, c'est à peine si la malade distingue les doigts qu'on lui présente à une distance de dix à douze centimètres. Section du muscle droit externe, amélioration, mais l'œil n'a pas repris complétement le centre de l'orbite; section du petit oblique, redressement complet du globe et légère contraction de la pupille. Immédiatement après l'opération, la malade distingue une petite clef, à la distance de 35 centimètres environ; le surlendemain, l'amélioration était telle, que la vue était presque aussi longue que sur le côté droit. La pupille a repris sa contractilité, mais elle a néanmoins conservé sa forme oblongue.

D. — *Obscurcissement occupant le centre de la cornée et nécessitant le déplacement de la pupille.*

Si l'on songe combien est chanceuse l'opération de la pupille artificielle et combien sont rares ses succès, on comprendra que la nouvelle application que vient de faire M. Florent Cunier de la myotomie substitutive de cette opération, n'est sans doute pas la moins heureuse

de toutes, puisque, dans trois cas d'obscurcissement de
la cornée nécessitant le déplacement de la pupille, ce
chirurgien lui a substitué avec avantage la section musculaire.

Observation première. — Un jeune homme de 25 ans
eut l'œil droit fondu à la suite d'une ophthalmie catarrhale, à l'âge de deux ans. L'œil gauche est affecté d'un
strabisme convergent avec nystagme, les deux tiers
externes de la cornée de cet œil sont recouverts d'une
opacité leucomateuse, et le tiers interne, resté transparent, se trouve caché par le fait de la déviation en dedans. Il en résulte que cet homme ne peut se servir de
cet œil qu'en comprimant le moignon droit, de manière
à faire redresser momentanément l'œil gauche; et c'est
alors seulement qu'il peut distinguer les objets rappro-
chés, en les portant vers le nez. La pupille est d'ailleurs
libre d'adhérence et se contracte facilement. Division du
muscle droit interne, l'œil vient se placer au centre de
l'orbite, et la section de l'oblique inférieur achève de
déterminer un strabisme externe; et, dans cette position,
la pupille peut recevoir la lumière par la portion transparente de la cornée, et le malade, distinguer les objets
les plus fins.

Observation deuxième. — Méchiels, 42 ans, aveugle
depuis 12 ans. Œil gauche atrophié; à l'œil droit, une
portion du segment externe de la cornée est seule restée transparente. Cet homme ne peut distinguer les objets qu'en portant l'œil fortement en dedans; le droit
externe est divisé et il en résulte un strabisme convergent qui facilite la vision par le point transparent de la
cornée.

Observation troisième. — Une femme de chambre avait l'œil droit atrophié, et portait sur l'œil gauche un albugo qui occupait la moitié interne de la cornée et masquait la pupille restée saine, mais tendue et rétrécie. La malade pouvait à peine se conduire. La division du droit externe, en produisant un strabisme convergent, a mis la pupille déformée en rapport avec la partie transparente de la cornée, et permet à la malade de se livrer à ses travaux habituels (1).

A l'exemple du chirurgien belge, M. Pétrequin (de Lyon) a répété, également avec succès, l'opération du strabisme artificiel substitutif de la pupille artificielle chez un ouvrier mineur, de Rive-de-Gier, affecté de cataracte et de ptérygion à l'œil droit, et d'une opacité des deux tiers inférieurs de la cornée de l'œil gauche. La section du muscle droit supérieur gauche, en amenant un strabisme artificiel en bas, a permis aux rayons lumineux de traverser la portion translucide de la cornée pour arriver à la pupille (*Gaz. Méd.*, pag. 587, 1841).

Le bénéfice de la myotomie n'est certes pas douteux dans les observations précédentes, et l'on doit convenir que cette nouvelle application de la section musculaire devra, dans un grand nombre de cas analogues, être substituée à l'opération de la pupille artificielle, puisque, en effet, elle doit être toujours faite avec succès, et qu'elle est exempte de danger.

____

(1) Lettre adressée à l'Académie des Sciences de Paris, 20 septembre 1841, dans *Gaz. Méd.*, n.º 39, t. 9º.

TABLE DES MATIÈRES.

DEUXIÈME PARTIE.

FIN DE LA TABLE.

NANTES , IMPRIMERIE DE CAMILLE MELLINET.